Fragen und Antworten zur Medizin

OPUSCULA

7

In der Reihe OPUSCULA sind bisher fünf zweisprachige Ausgaben erschienen:

Bd. 1: Julian Apostata:
Rede zu Ehren der Kaiserin Eusebia (2021)
ISBN 978-3939526-44-5

Bd. 2: Symeon Seth: Fabelbuch (2021)
ISBN 978-3-939526-46-9

Bd. 3: Periplus Maris Erythraei (2021)
ISBN 978-3-939526-47-6

Bd. 4: Plutarch: De fluviis (2022)
ISBN 978-3-939526-50-6

Bd. 5: Arrianos / Anonymus: Periplus Ponti Euxini (2022)
ISBN 978-3-939526-51-3

Bd. 6: Plutarch, Freunde und Feinde (2023)
ISBN 978-3-939526-53-7

Cassius Iatrosophista

Fragen und Antworten zur Medizin

ΠΡΟΒΛΗΜΑΤΑ

Zweisprachige Ausgabe
von Kai Brodersen

Kartoffeldruck-Verlag
Speyer 2023

voor Philip van der Eijk

Bibliografische Information der Deutschen Nationalbibliothek

Die Deutsche Nationalbibliothek verzeichnet diese Publikation in der Deutschen Nationalbibliografie; detaillierte bibliografische Daten sind im Internet über http://dnb.d-nb.de abrufbar.

Der Kartoffeldruck-Verlag publiziert zum reinen Selbstkostenpreis Bücher, die in jeder Buchhandlung bestellt werden können – insbesondere für Expertinnen und Experten in Altertumswissenschaft und Schule.

2023

www.kartoffeldruck-verlag.de
ISBN 978-3-939526-55-1

INHALTSVERZEICHNIS

EINFÜHRUNG

Ein wichtiges Buch?

1562 erschien in Zürich die erste griechisch-lateinische Ausgabe der kleinen antiken Schrift, die im vorliegenden Band erstmals in einer griechisch-deutschen Ausgabe präsentiert wird:

> *Cassii Iatrosophistae naturales et medicinales quaestiones LXXXIIII circa hominis naturam & morbos aliquot, Conrado Gesnero medico Tigurino interprete, nunc primum editae. Eaedem Graece, longe quam antehac castigatiores, cum scholijs quibusdam. His accedit Catalogus medicamentorum simplicium et parabilium, quae pestilentiae veneno adversantur, quorum et veteres & recentiores clarissimi quique scriptores meminerunt … authore Antonio Schnebergero Tigurino medico*

> *Des Cassius Iatrosophista 84 Natur- und Medizinfragen zur Natur des Menschen und einigen Krankheiten, übersetzt von Conrad Gesner, Arzt in Zürich, nun erstmals herausgegeben. Dasselbe auf Griechisch, viel besser korrigiert als zuvor, mit manchen Erläuterungen. Dazu kommt der Katalog von einfachen und gut verfügbaren Medikamenten, die dem Gift der Pest entgegenwirken und derer sowohl die alten als auch die neueren hochberühmten Autoren gedenken … von Anton Schneeberger, Arzt in Zürich.*

Herausgeber des Bandes war der berühmte Arzt und Humanist Conrad Gesner (Gessner, 1516–1564), als Drucker fungierte sein Cousin Jacob Gesner (1528 – nach 1573) und das Buch zu den Pestmedikamenten stammte von Gesners Schüler Anton Schneeberger (1530–1581).

Welche Bedeutung man seinerzeit der Schrift des antiken Autors Cassius Iatrosophista beimaß, zeigt die Zusammenstellung dieser beiden Buchteile: Gegen die nach wie vor bedrohliche Pest – keine fünfzig Jahre zuvor, 1519, hatte Zürich durch eine Pestepidemie ein Drittel seiner Bewohnerschaft verloren – vertraute man auf Rezepte »der alten als auch die neueren hochberühmten Autoren«, und für einige medizinische Fragen eben auf Cassius Iatrosophista.

Tatsächlich war die Ausgabe Gesners von 1562 nicht die erste Edition des antiken Textes: Bereits 1541 war in Paris die *editio princeps* (erste Druckausgabe) der Schrift erschienen, die auch ihren Titel *Problemata* (προβλήματα) wiedergab:

ἰατρικαὶ ἀπορίαι καὶ προβλήματα περὶ ζώων καὶ τετραπόδων, Κασσίου ἰατροσοφιστοῦ

Cassii medici de animalibus quaestiones medicinales

In demselben Jahr brachte der niederländische Humanist und Arzt Adriaen de Jonghe (Hadrianus Iunius, 1511–1575) ebenfalls in Paris eine lateinische Übersetzung heraus:

Cassii medicae quaestiones et problemata

Diese Übersetzung wurde 1551 und 1556 in Augsburg neu gedruckt und 1567 in die monumentale Sammlung medizinischer Schriften aufgenommen, die Henri Estienne (Henricus Stephanus, 1531–1598) in Genf herausbrachte:

Medicae artis principes post Hippocratem et Galenum

Damit war Cassius' Schrift gleichsam in das Corpus antiker medizinischer Schrift aufgenommen.

Gemeinsam mit dem ebenfalls als *Problemata* angelegten Werk, das dem großen Philosophen Aristoteles von Stageira (384–322 v. Chr.) zugeschrieben ist, und den *Problemata* unter dem Namen des Philosophen Alexandros von Aphrodisias (um 200 n. Chr.) publizierte 18 Jahre später, 1585, der Heidelberger Bibliothekar Friedrich Sylburg (1536–1596) in Frankfurt eine Ausgabe des griechischen Textes, die er

nochmals zwei Jahre später in seiner elfbändigen Aristoteles-Ausgabe wiederholte. Auch in den folgenden Jahrzehnten erschienen weitere von humanistischen Gelehrten erstellte Ausgaben der *Problemata* des Cassius Iatrosophista

Die erste moderne kritische Edition legte Julius Ludwig Ideler (1809–1842) im ersten Band seiner zweibändigen Sammlung *Physici et Medici Graeci minores* (Leipzig 1841–1842) vor. Seine Arbeit wurde erst 163 Jahre später, 2004, von Antonio Garzya (1927–2012) und Rita Masullo (*1950) abgelöst, die zwei zusätzliche Kapitel (41 und 86) bieten. Diese Edition beruht auf einer sorgfältigen Auswertung der in mittelalterlichen Handschriften erhaltenen Lesarten (die wissenschaftliche Datenbank *Pinakes* verzeichnet 15 solche Abschriften) und liegt als heute maßgeblich auch unserem Lesetext zugrunde. Auf den kritische Apparat in dem Band von Garzya und Masullo sei nachdrücklich verwiesen.

Wer war Cassius Iatrosophista?

Bei aller Bedeutung, die man der Schrift des Cassius Iatrosophista in der frühen Neuzeit zumaß, ist einzuräumen, dass wir über den Autor selbst überhaupt nichts Genaues wissen. Bereits die mittelalterlichen Abschriften der *Problemata* fügen dem Autornamen Κάσιος oder Κάσσιος (lateinisch Cassius) den Zusatz ἰατροσοφίστης (lateinisch *iatrosophista*), »gelehrter Arzt«, hinzu, was freilich zur Identifizierung des Autors nichts beiträgt.

Immerhin nennt Cassius in seiner Schrift vier Mediziner, die wir zumindest grob datieren können: in 1 Herophilos von Chalkedon (um 325 – um 255 v. Chr.), in 59 Andreas von Karystos († 217 v. Chr.), in 1 und 41 Asklepiades von Prusa in Bithynien (2. Jh. v. Chr.) sowie in 28 Soranos von Ephesos (2. Jh. n. Chr.). Die Schrift des Cassius Iatrosophista kann also nicht älter als der jüngste in ihr zitierte Autor sein und ist demnach nicht vor dem 2. Jh. n. Chr. zu datieren.

Einen berühmten Arzt namens Cassius nennt Aulus Cornelius Celsus (um 25 v. Chr. – um 50 n. Chr.) in dem als *De medicina* erhaltenen Teil seines enzyklopädischen Werkes (Pr 70); ferner schreibt er dem Cassius ein zusammengesetztes Medikament zu (4,21). Auch sein Zeitgenosse Scribonius Largus nennt einen Cassius in seinen *Compositiones* (126) und bezeichnet ihn (120) als Leibarzt des Kaiser Tiberius (42 v. Chr.–37 n. Chr., Kaiser seit 14 n. Chr.); ebenso erwähnt Plinius d. Ä. (23/24–79 n. Chr.) in seiner *Naturkunde* (29,7) unter den hochbezahlten kaiserlichen Leibärzten einen Cassius.

Viel später, in der Mitte des 5. Jh.s n. Chr., wirkte in Nordafrika ein *archiater* (Oberarzt; der deutsche Begriff »Arzt« geht auf dieses lateinische Wort zurück) namens Cassius Felix, dessen lateinisches Werk *De medicina* erhalten ist.

Beide Ärzte namens Cassius sind aber sicher nicht Verfasser der hier präsentierten Schrift: Der Leibarzt des Kaisers Tiberius konnte nicht aus Soranos zitieren, der ja erst etwa ein Jahrhundert später tätig werden sollte, und der nordafrikanische *archiater* schrieb auf Lateinisch. Wir werden freilich gleich sehen, dass auch andere Werke mit dem Titel *Problemata* berühmten Namensträgern zugeschrieben sind, ohne dass jene als eigentliche Autoren in Frage kommen. Es ist also m. E. durchaus denkbar, dass auch bei den *Problemata* mit der Zuschreibung an einen Cassius auf einen berühmten Mediziner – eben den Leibarzt des Kaisers Tiberius – Bezug genommen werden sollte.

Was sind *Problemata*?

Die Gattung *Problemata* war wohl vor allem in der von dem bereits genannten Aristoteles begründeten peripatetischen Philosophenschule verbreitet. Sie versuchte in didaktischer Absicht, ein Thema als echte Frage zu formulieren und die Darlegung dann in Form einer echten Antwort (oder mehreren) zu bieten.

Das umfangreichste Werk dieser Art wird dem Aristoteles selbst zugeschrieben, stammt aber wohl eher aus seiner Schule: Es sind die pseudo-aristotelischen *Problemata Physika*, die in fast 900 Fragen und Antworten vor allem naturkundliches Wissen aufbereiten. Dieses Werk ist die Grundlage für weitere *Problemata*-Sammlungen geworden.

1841 publizierte der schon genannte Julius Ludwig Ideler zwei dem Alexandros von Aphrodisias (um 200 n. Chr.) zugeschriebene Bücher mit dem Titel ἰατρικὰ ἀπορήματα καὶ φυσικὰ προβλήματα (»Arzt-Fragen und Natur-Probleme«), 1859 Hermann Usener dann zwei weitere Bücher dieses Werks; letztere hatte freilich zwei Jahr zuvor bereits Ulco Cats Bussemaker als *Problemata inedita* im Rahmen seiner Aristoteles-Gesamtausgabe ediert. Die jüngste Ausgabe dieser beiden heute als »*Supplementa problematorum* des Pseudo-Aristoteles (Pseudo-Alexandros)« bekannten Bücher wird Sophia Kapetanaki und Robert W. Sharples 2006 verdankt. Sie bieten eine Vielzahl von durchweg mit διὰ τί (»weshalb«) eingeleiteten Fragen und entsprechende Antworten zu naturkundlichen und namentlich auch medizinischen Inhalten.

Diesen Büchern stehen nun die *Problemata* des Cassius Iatrosophista nahe; sie sind aber etwas freier in der Form: Neben διὰ τί (»weshalb«) treten Fragewörter wie τίνος ἕνεκα (22; »warum«), ζητητέον (35; »zu erkunden ist«), ζητήσειεν ἄν τις (39; »jemand könnte erkunden wollen«) und πῶς (59; »wie«); gelegentlich steht gar keine Frage (8, 10, 11), sondern sogleich die Antwort.

Besonders deutlich ist bei Cassius der Bezug zu den pseudo-aristotelischen *Problemata* darin, dass sich einige Fragen und (teils ähnliche, teils auch abweichende) Antworten aus jenem Werk auch bei Cassius Iatrosophista finden (Cassius Iatrosophista 8 ≈ Ps.-Aristoteles, *Problemata* 33,15; 14 ≈ 31,4 und 10; 16 ≈ 1,8; 18 ≈ 31,9; 20 ≈ 11,44; 21 ≈ 32,6; 22 ≈ 11,33; 23 ≈ 11,4; 26 ≈ 5,9; 29 ≈ 3,30; 35 ≈ 33,6 ; 36 ≈ 12,1; 37 ≈ 33,4; 38 ≈ 33,3; 45 ≈ 33,15; 50 ≈ 31,3; 32,8 und 55 ≈ 8,1). Auch zu den

Supplementa gibt es in den Fragen und Antworten solche Nähen. Es ist also offenkundig, dass sich Cassius Iatrosophista bewusst in die peripatetische Tradition der *Problemata* stellt, also der didaktischen Darstellung von Fachwissen in Form von Fragen und Antworten.

Auf welche medizinischen Lehren bezieht sich der Text?

Cassius Iatrosophista bezieht sich immer wieder auf medizinische Theorien, so gleich zu Beginn (1) auf Herophilos von Chalkedon (4./3. Jh. v. Chr.) und damit auf die die medizinische Schule der Pneumatiker. Ihre Anhänger betrachteten das Pneuma (πνεῦμα, *spiritus*, Atemluft) als ein von außen kommendes (»seelisches«), etwa zum Sehen oder Hören führendes stoffliches Prinzip, das durch die Lungen zur Abkühlung der vom Herzen erzeugten Hitze aufgenommen werde; es ströme dann mit dem Blut durch den Körper und halte überall die Lebensfunktionen aufrecht.

Die von den Pneumatikern zu unterscheidende Schule der sogenannten Methodiker, die Cassius Iatrosophista einmal direkt nennt (8), geht auf den bereits genannten Asklepiades von Prusa in Bithynien zurück. Zwar sind keine seiner Werke erhalten, doch erlauben spätere Bezugnahmen, seine Lehre nachzuvollziehen. Zur theoretischen Begründung seiner Heilmaßnahmen lehnte er sich demnach an naturkundliche Prinzipien des Epikureismus an, namentlich an die Vorstellung, dass die Welt aus kleinsten Teilchen (Atomen) besteht. Den Körper stellt sich Asklepiades als aus feinsten Partikeln (ὄγκοι) zusammengesetzt vor. Deren Zustand wurde als ποροποιΐα bezeichnet, die Veränderung dieses Zustands als μετασύγκρισις und die Zusammensetzung feinster Partikel als λεπτομέρεια. Der Weg dieser Partikel durch die – teils mit dem bloßen Auge sichtbaren, teils nur mit dem Verstand erfassbaren – Gänge (πόροι, Poren) galt als wesentlich für den Gesundheitszustand; die Symmetrie der Gänge zwi-

schen Magen und Bauch etwa galt als Ursprung des Appetits (72). Krankheitsursachen waren dementsprechend Veränderungen oder – etwa durch eine σφήνωσις (Blockade) verursachte – Störungen der Bewegung dieser Teilchen.

Ein späterer Vertreter der methodischen Schule (Themison von Laodikeia, den Cassius nicht nennt, dessen Thesen er aber offenbar kennt) fügte hinzu, dass für die Diagnose und Therapie von Krankheiten der auf den Zuständen der Porenwände beruhende allgemeine Zustand (κατάστημα) des Körpers bedeutsam ist, nämlich seine etwa durch anspannende (ἐφεκτικός) Maßnahmen erreichte Straffung (πυκνότης, *status strictus*), seine durch auflösende (διαφορητικός) Maßnahmen oder durch Diffusion (διάχυσις) erreichte Erschlaffung (χάλασις, *status laxus*) oder aber in gemischter Zustand (*status mixtus*). Auch Soranos von Ephesos, den Cassius nennt (28; das hier genannte Buch über Augen ist nicht erhalten), gilt als Vertreter Methodiker-Schule.

Zu dieser Ausgabe

Die Fragen und Antworten zur Medizin des Cassius Iatrosophista, die – wie wir eingangs gesehen haben – in der frühen Neuzeit als ein wichtiges Buch galten, sind in der Moderne wenig beachtet worden; nur eine Handvoll von Studien (s. die Zusammenstellung im Anhang) gelten dem Werk.

Die vorliegende Ausgabe, deren Lesetext – wie (S. 9) gesagt – auf der kritischen Ausgabe von Antonio Garzya und Rita Masullo beruht, bietet einen griechischen Lesetext, in dem in den Handschriften verlorene, aber sicher zu ergänzende Textteile in spitzen und spätere Zutaten zum Text in eckige Klammern gesetzt sind, und die erste deutsche Übersetzung überhaupt; es gibt übrigens auch keine Übersetzungen ins Englische, Französische oder Spanische. Das Bändchen möchte so einen heute selten beachteten Text der antiken Medizin zugänglich machen.

Für das Mitlesen der Korrekturen danke ich Lena Baulig und meiner lieben Frau Christiane.

Erfurt, im Januar 2023 Kai Brodersen

ΚΑΣΙΟΥ ΙΑΤΡΟΣΟΦΙΣΤΟΥ

ΠΡΟΒΛΗΜΑΤΑ

CASSIUS IATROSOPHISTA

FRAGEN UND ANTWORTEN ZUR MEDIZIN

(1) διὰ τί τὰ στρογγύλα ἕλκη δυσαλθέστερα καθέστηκε τῶν ἄλλων;

οἱ μὲν οὖν Ἡροφίλειοι τὴν αἰτίαν ἀποδιδόασι, γεωμετρικῇ χρώμενοι ἀποδείξει· φασὶ γὰρ ὅτι τὰ κυκλικὰ σχήματα τῶν ἑλκῶν μικρὰ μὲν φαίνεται τῇ περιοχῇ, οὐ τοιαῦτα δ' ἐστίν, ἀλλ' ἔχει τῇ δυνάμει μείζονα τὰ ἐμβαδά, ἤπερ φαίνεται. τὸ μεῖζον δὲ πλείονος χρόνου δεῖται πρὸς τὴν ἐπούλωσιν· ὥστε εἰκότως τὰ τοιαῦτα ἕλκη φαίνεται δυσαλθῆ, εἴ γε καὶ μικρὰ φαίνεται· κατὰ δὲ τὸ ἀληθὲς οὐχ οὕτως ἔχει, ἀλλ' ἐστὶ μείζονα.

τοῦτο δὲ περικειμένως διεκρούσατο Ἀσκληπιάδης· εἴ τις στρογγύλου ἕλκους ὑποκειμένου ἐπιδιέλῃ τὰ παρακείμενα σώματα, ὥστε ἐκ τῆς ἐπιδιαιρέσεως γενέσθαι ἐπιμηκέστερον τὸ σχῆμα τοῦ ἕλκους, θᾶττον ἂν γένοιτο ἡ ἐπούλωσις. τοῦτο δ' ἐναντίον τῷ τοῦ Ἡροφίλου ἀρέσκοντι. εἰ γὰρ τὸ μέγεθος τοῦ ἕλκους, ὡς αὐτοί φασιν, αἴτιον γίνεται τῆς δυσθεραπευσίας, ἐχρῆν τοῦ αὐτοῦ ὑποκειμένου μεγέθους καὶ ἑτέρου προσγινομένου ἐκ τῆς ἐπιδιαιρέσεως, μᾶλλον γίνεσθαι δυσιατότερα ταῦτα τὰ ἕλκη.

αὐτὸς δὲ ὁ Ἀσκληπιάδης τοιαύτην ἀποδίδωσιν αἰτίαν· φησὶ γὰρ ὅτι ἐπὶ παντὸς πράγματος, ᾧ σύμφυτόν ἐστι τὸ κινεῖσθαι, ἡ οὖν σφοδροτέρα κίνησις γίνεται ἐκ τῶν κατ' αὐτὰ ἀρχῶν. ἀρχὰς δὲ λέγει τὰ μέσα τῶν κινουμένων. ὑποδείγμασι δὲ χρῆται πρὸς σαφήνειαν τῇ τε τῶν ποταμῶν κινήσει καὶ τῇ τοῦ πυρός. ὡς γὰρ ἐπὶ τούτων μάλιστα κινεῖται καὶ σφοδρότερον τὰ μέσα, οὕτω συμβαίνει καὶ ἐπὶ τῶν ἑλκῶν·

(1) Weshalb heilen kreisförmige Wunden (tiefgehende Hautdefekte, auch Geschwüre) schwieriger als andere?

Die Anhänger des Herophilos geben nun auf der Grundlage einer geometrischen Beweisführung folgende Erklärung: Sie sagen, dass die runden Formen der Wunden im Umfang klein erscheinen, es aber nicht sind, sondern in Wirklichkeit in der Fläche größer sind, als sie erscheinen. Und je größer sie sind, desto mehr Zeit braucht es für die Vernarbung, so dass folgerichtig Wunden dieser Art als schwer heilbar erscheinen, auch wenn sie klein aussehen; die Wahrheit verhält sich (den Herophileern zufolge) jedoch nicht so, sondern sie sind eben tatsächlich größer.

Diese Argumentation hat Asklepiades völlig umgestoßen: Wenn man bei einer gegebenen kreisförmigen Wunde die angrenzenden Körper zusätzlich einschneidet, so dass durch diesen zusätzlichen Einschnitt die Form der Wunde länglicher wird, so wird die Heilung schneller erfolgen. Dies steht im Widerspruch zur Lehre des Herophilos. Wenn nämlich die Größe der Wunde, wie sie sagen, die Ursache für die Schwierigkeit der Heilung ist, dann müssten diese Wunden, solange die gegebene Größe gleich bleibt und durch den zusätzlichen Einschnitt eine zweite Größe hinzukommt, schwieriger zu heilen sein.

Asklepiades seinerseits gibt folgende Ursache an: Er sagt, dass in jedem Ding, in dem die Tatsache des Bewegtseins angeboren ist, die heftigste Bewegung von dem ausgeht, was den Ursprung darstellt. Der Ursprung aber, so sagt er, ist die Mitte dessen, was sich bewegt. Als Beispiel der Klarheit halber nimmt er die Bewegung der Flüsse und die des Feuers. Wie sich nämlich in diesen Dingen vor allem die Mitte am heftigsten bewegt, so ist es auch bei den Wunden.

οἷόν τί ἐστι τὸ λεγόμενον, ἐπεὶ τῶν ποταμῶν ἐπὶ τοῦ πλεονάζοντος μέρους σφοδροτέρα γίνεται ἡ κίνησις. πλεονάζει δὲ δηλονότι τὸ μέσον ἐν αὐτοῖς· ἐκεῖ γὰρ μάλιστα συντρέχει τὸ πλέον. ὁ δ' ὅμοιος λόγος καὶ περὶ τῆς φλογὸς τοῦ πυρός. κατὰ γὰρ τὸν μέσον μάλιστα τόπον σφοδρότερον κινεῖται αὕτη οὕτως, ὡς καὶ πολλάκις προαναπηδᾶν κατὰ τοῦτο τὸ μέρος τὴν φλόγα.

ἐπεὶ οὖν καὶ τὰ στρογγύλα ἕλκη καθόλου αὐτὰ ὥσπερ συνῆκται καὶ οἷον εἰς μέσα ἐστὶ κατὰ πᾶν μέρος, διὰ τοῦτο συμβαίνει σφοδροτέραν τὴν κίνησιν ἐπ' αὐτῶν γίνεσθαι. κίνησις δὲ γίνεται δηλονότι ὄγκων τινῶν φυσικῶς φερομένων ἐπὶ τὰ ἔξω διὰ τῶν πόρων, καὶ τῇ σφοδρᾷ τούτων παρόδῳ συμβαίνει ἀνακρούεσθαι τὴν ἐπούλωσιν.

ῥητέον δὲ πρὸς τοῦτο ὅτι εἰ τῶν ὄγκων ἡ σφοδρὰ κίνησις ἐπὶ τὸ ἔξω αἰτία γίγνεται τοῦ εἶναι τὰ τοιαῦτα ἕλκη δυσαλθῆ, ἐχρῆν μάλιστα τοῦτο συμβαίνειν ἐπὶ τῶν ἀκμαζόντων· καὶ ἐκ τούτων ἂν συμβαίη ἕλκη ἐπ' αὐτῶν τὰ τοιαῦτα· ἐπὶ γὰρ τούτων μάλιστά εἰσιν ὀξυκίνητοι οἱ ὄγκοι καὶ πολλοὶ τῷ πλήθει, ἐπὶ δὲ τῶν γεγηρακότων ὀλίγοι τέ εἰσι καὶ νωχελεῖ τῇ κινήσει χρῶνται· καὶ ὡς ἐπίπαν ἐπὶ τούτων δυσαλθέστερα τὰ τοιαῦτα τῶν ἑλκῶν γίνεται.

ῥητέον οὖν μᾶλλον ὅτι ἐπὶ μὲν τῶν κατὰ οἱονεὶ ἐγγώνιον σχῆμα συνιστάμενον ἑλκῶν συμβαίνει τὴν ἐπούλωσιν θᾶττον γίνεσθαι, διὰ τὸ τὰ ὑγιῆ σώματα μᾶλλον εἶναι ἀλλήλων πλησίον, καθὸ μάλιστα οἱονεὶ γωνία γίνεται τοῦ ἕλκους. τὰ δὲ ὑγιῆ οὐχ ὡς ἔτυχε συμβάλλεται τῇ ἐπουλώσει. καὶ δῆλον τοῦτο ἐκ τοῦ μᾶλλον εἶναι εὐιατότερα. εὐιατότερα δὲ τὰ ἔχοντα παρακείμενα σώματα τὰ δοκοῦντα μὲν ὑγιῆ, πεπονθότα δέ. ἐπὶ δὲ τῶν στρογγύλων τὰ ὑγιῆ σώματα

So wird etwa gesagt: Bei den Flüssen findet die heftigste Bewegung in dem reichlich vorhandenen Teil statt; der reichlich vorhandene Teil in den Flüssen ist aber offensichtlich die Mitte, denn dort fließt vor allem die größte Menge zusammen. Dasselbe gilt auch für die Flamme des Feuers: Diese bewegt sich vor allem in der Mitte am schnellsten, so dass es auch oft dieser Teil ist, in dem die Flamme in die Höhe springt.

Und da nun die runden Wunden, insofern sie gleichsam konzentriert sind, sozusagen jeden Teil in der Mitte haben, so geschieht es deshalb, dass die Bewegung in diesen Wunden (in der Mitte) am heftigsten ist. Die Bewegung ist offensichtlich die der Partikel (*onkoi*), die auf natürliche Weise durch die Poren nach außen getragen werden, und als Folge der gewaltsamen Ankunft dieser Partikel kommt es vor, dass die Narbe durch deren Andrang offen gehalten wird.

Zu sagen ist dazu, dass, wenn die heftige Bewegung der Partikel nach außen die Ursache dafür ist, dass solche Wunden schwer zu heilen sind, dies vor allem bei denjenigen geschehen müsste, die auf dem Lebenshöhepunkt stehen. Infolgedessen würde es geschehen, dass solche Wunden (also schwer zu heilende kreisförmige Wunden) bei ihnen vorkommen würden. Bei diesen Menschen sind ja die Partikel am schnellsten in Bewegung und am zahlreichsten; bei alten Menschen hingegen sind sie nur wenige und haben eine langsame Bewegung; so sind in der Regel die Wunden dieser Art bei diesen Menschen am schwersten heilbar.

Zu sagen ist nun, dass bei Wunden, die gleichsam als Figur mit Ecken ausgebildet sind, die Vernarbung gelegentlich schneller geschieht, weil die gesunden Körper näher aneinander liegen, vor allem in dem Maß, wie es sozusagen eine Ecke der Wunde gibt. Es ist kein Zufall, dass die gesunden Teile zur Vernarbung beitragen. Und das wird dadurch klar, dass Wunden leichter heilen. Leichter heilend sind diejenigen, die angrenzende Körper haben, welche gesund erscheinen, aber gelitten haben. Bei runden Wunden hin-

πανταχόθεν ἐπίσης ἀφέστηκε τῶν ἑλκῶν, καὶ πλέον ἤπερ κατὰ τὸ ἐγγώνιον σχῆμα γινόμενον·

καὶ ὥσπερ ἐπὶ κύκλου εἰ λάβοιμεν ἐκ βραχέος διαστήματος σημεῖά τινα καὶ ἐπιζεύξοιμεν εὐθεῖαν κατὰ τὰ σημεῖα, καὶ ὁμοίως ἐπὶ ἑτέρου τριγώνου, ἂν οὕτως τύχῃ, καὶ ἐπιζεύξοιμεν βραχὺ ἀπὸ τῆς γωνίας διαστήσαντες, εὑρίσκεται μείζων ἡ ἐν τῷ κύκλῳ ἐπιζευχθεῖσα εὐθεῖα· οὕτως καὶ ἐπὶ τῶν στρογγύλων ἑλκῶν καὶ τῶν μὴ τοιούτων ἔχει, ὡς ἔφαμεν.

διὰ τοῦτο συμβαίνει ῥᾳδίαν τὴν ἐπούλωσιν γίνεσθαι ἐπὶ τῶν κατὰ γωνιοειδὲς γινομένων σχῆμα, διὰ τὸ τὰ ὑγιεινὰ σώματα μᾶλλον εἶναι πλησίον ἀλλήλων, καὶ συμβάλλεσθαι ταῦτα τῇ ἐπουλώσει· ὅθεν καὶ ὡς ἐπίπαν ἀπὸ τῶν ἄκρων ἄρχεται ἡ ἐπούλωσις· καθὸ μάλιστα συνεργεῖται ἀπὸ τῶν παρακειμένων ὑγιεινῶν σωμάτων. ἐπὶ δὲ τῶν στρογγύλων διὰ τὸ πανταχόθεν ἐπίσης ἀφεστᾶναι τὰ ὑγιεινὰ ἀλλήλων καὶ μὴ δύνασθαι συναιρεῖσθαι τῇ ἐπουλώσει, μὴ ῥᾴδιον γίνεσθαι ταύτην.

(2) διὰ τί ἐπιτήδεια τὰ ἄκρα μέρη τοῦ σώματος πρὸς νομήν, ὁμοίως καὶ τὰ κοῖλα;

ἢ ἐπειδὴ ἡ νομὴ νέκρωσίς τίς ἐστι καὶ σῆψις; εὐπερίψυκτα δὲ τὰ ἄκρα δι' ἔνδειαν ὕλης, ὡς διὰ τοῦτο τὴν νέκρωσιν ὑπομένειν· τὰ δὲ κοῖλα, διὰ τὸ πλεονάζειν ἐν αὐτοῖς ὕλην ὑγρὰν καὶ διὰ τοῦτο τὴν σῆψιν ὑπομένειν.

(3) διὰ τί ὑγιαζομένων τῶν ἑλκῶν καὶ παυομένων τῶν φλεγμονῶν, κνησμοὶ γίνονται;

ῥητέον ὅτι ἐπειδὴ ἐπικρατεῖ τότε τὸ οἰκεῖον, ἐπικρατοῦν δὲ τοῦτο τὸ ἀνοίκειον ἀπελαύνει ἐκ τοῦ βάθους. τοῦτο δὲ

gegen sind die gesunden Körper auf allen Seiten gleich weit von den Wunden entfernt, und zwar weiter als bei der Figur mit Ecken

So wie bei einem Kreis, wenn wir aus kurzer Entfernung Punkte (auf dem Kreis) nehmen und eine verbindende Gerade durch diese Punkte zeichnen, und ebenso bei einer zweiten Figur, einem Dreieck, wenn es sich so ergibt, und wenn wir von Punkten, die sich in kurzer Entfernung von der Ecke befinden, eine verbindende Gerade zeichnen, sich die im Kreis gezeichnete Gerade als länger erweisen wird, so ist das auch bei kreisförmigen Wunden und solchen, die nicht von dieser Art sind, wie wir gesagt haben.

Deshalb geschieht es, dass die Vernarbung von Wunden, die eine eckige Form haben, leicht ist, weil die gesunden Körper näher aneinander liegen und zur Vernarbung beitragen. Daher (kommt es auch,) dass im Allgemeinen die Vernarbung von den spitzen Enden her beginnt. Bei kreisförmigen Wunden hingegen ist die Heilung nicht leicht, weil die gesunden Teile auf allen Seiten gleich weit voneinander entfernt sind und nicht zur der Vernarbung beitragen können, so dass diese nicht leicht wird.

(2) Weshalb sind die Extremitäten des Körpers der Nome (Fressgeschwür; Krebs?) ausgesetzt, ebenso auch der Bauch?

(Ist das so,) weil die Nome eine Art Nekrose und Sepsis ist? Die Extremitäten neigen aufgrund der mangelnden Materie dazu, abzukühlen, so dass sie deshalb Nekrosen erleiden. Der Bauch ist dann aufgrund der vielen feuchten Materie in ihm auch deshalb der Sepsis ausgesetzt.

(3) Weshalb kommt es, wenn die Wunden abgeheilt sind und die Geschwulste aufgehört haben, zu Juckreiz?

Zu sagen ist, dass, wenn dann das Eigene vorherrscht, das es beherrschende Fremde aus der Tiefe abzieht. Dieses

μεθιστάμενον ἐκ τοῦ βάθους χωρεῖ ἐπὶ τὴν ἐπιφάνειαν. ὡς δ' ἀνοίκειον δηλονότι καὶ δριμὺ ὑπάρχον τὴν ἐπιφάνειαν ἀμύσσει· εἶτα προσενέγκασι τὴν χεῖρα ἡδονή τις ἐν τῷ κνᾶσθαι γίνεται δι' αἰτίαν τοιάνδε· ἐν γὰρ τῷ ἐπιτιθεῖν τὴν χεῖρα ἐκ τῆς προτρίψεως θερμασία τις γίνεται, ὡς ἐκ τῆς θερμασίας μᾶλλον τοὺς περὶ τὴν ἐπιφάνειαν πόρους ἀνευρύνεσθαι καὶ τούτων ἀνευρυνομένων μᾶλλον ἐκχωρεῖ τὸ ἀνοίκειον. ἡ φύσις δὲ ἥδεται χωριζομένου τοῦ ἀνοικείου.

(4) διὰ τί ἐπὶ τῶν ὑδρωπικῶν δίψα γίνεται, καίτοι πολλοῦ τοῦ ὑγροῦ ὑποκειμένου;

ῥητέον ὅτι ἡ ὄρεξις αὕτη γίνεται κατ' ἐπιζήτησιν τοῦ κατὰ φύσιν ὑγροῦ, οὐ τοῦ παρὰ φύσιν. τὸ δὲ παρακείμενον ἐπὶ τούτων παρὰ φύσιν ἐστί. γίνεται δὲ ἡ ἀνάπαυλα τῆς ὀρέξεως, παρατιθεμένου τοῦ κατὰ φύσιν ὑγροῦ.

ἢ ὅτι οὐκ εἰς τοὺς δεομένους πόρους τὸ κατὰ φύσιν ὑγρὸν μερίζεται, ἀλλ' ἔξω διωθεῖται; διψῶσιν οὖν ὡς μὴ πιόντες.

(5) διὰ τί μὴ ὄντες ἐν δίψει, εἰ παραβάλοιμεν πρὸς λουτρόν, προσγίνεται τὸ διψᾶν, καὶ ἀνάπαλιν, ἐν δίψει ὄντες, παύεται τὸ δίψος;

ὅτι τὸ δίψος γίνεται κατὰ ξηρότητα. εἰ οὖν διψῶντες περιβάλοιμεν τὸ λουτρόν, τὸ σῶμα, διὰ τὸ μετέχειν ζωτικῆς δυνάμεως αὐτό, οἱονεὶ ἐπισπᾶται διὰ τῶν τῆς ἐπιφανείας πόρων τὸ ὑγρόν, καὶ οὕτως συμβαίνει ὑγραίνεσθαι τὸ βάθος, ἐξ οὗ μάλιστα γίνεται τὸ δίψος. ἐπὶ δὲ τῶν μὴ διψώντων καὶ παραβαλλόντων τὸ λουτρόν, ὑπόκειται ὑγρὸν ἐν τῷ σώματι καὶ προΐεται τοῦτο διὰ τῶν ἱδρώτων, διὰ τὸ μὴ ἀντιποιεῖσθαι ὑγρασίας.

wird von dort entfernt und bewegt sich in Richtung Oberfläche. Da es offensichtlich fremd und beißend ist, zerreißt es die Oberfläche; daher haben diejenigen, die ihre Hand darauf legen, ein gewisses Vergnügen daran, sich zu kratzen, und zwar aus folgendem Grund: Wenn man nämlich die Hand darauf legt, wird durch das Reiben eine gewisse Wärme erzeugt. Je mehr sich die Gänge (Poren) auf der Oberfläche durch die Wärme weiten, desto mehr entweicht das Fremde. Die Natur freut sich, wenn das Fremde entfernt wird.

(4) Weshalb entsteht bei den Wassersüchtigen Durst, obwohl viel Flüssigkeit vorhanden ist?

Zu sagen ist, dass dieses Verlangen aus dem Wunsch nach der naturgemäßen Flüssigkeit entsteht, nicht nach der nicht naturgemäßen. Die in diesen vorhandene Flüssigkeit ist nicht naturgemäß. Die Beendigung des Verlangens tritt ein, wenn ihnen die naturgemäße Flüssigkeit gegeben wird.

(Ist das etwa so,) weil sich die naturgemäße Flüssigkeit nicht in den vorgesehenen Gängen (Poren) verteilt, sondern herausgedrückt wird? Sie haben nun Durst, als ob sie nicht trinken würden.

(5) Weshalb werden diejenigen, die keinen Durst haben, vom Durst gepackt, wenn sie das Bad betreten, und weshalb hört umgekehrt der Durst bei denen auf, die ihn haben?

(Das ist so,) weil der Durst von der Trockenheit kommt. Wenn wir nun durstig ein Bad nehmen, zieht der Körper aufgrund der ihm innewohnenden lebendigen Kraft die Flüssigkeit durch die Gänge (Poren) der Oberfläche zu sich, und so geschieht es, dass die innersten Teile, aus denen der Durst am stärksten kommt, befeuchtet werden. Bei denjenigen aber, die nicht durstig sind und sich dem Baden hingeben, bleibt die Flüssigkeit im Körper und wird durch das Schwitzen abgegeben, so dass keine andere Flüssigkeit entgegenwirkt.

(6) διὰ τί ἐπὶ μὲν τῶν ἧπαρ ἢ σπλῆνα ἢ πνεύμονα πασχόντων, ἐπὶ τὸ πεπονθὸς ῥᾴων ἡ κατάκλισις; καὶ μὴν ἐχρῆν ἐπιθλιβομένων τῶν μερῶν σφοδρύνεσθαι τὰ ἀλγήματα;

ἀλλὰ ῥητέον ὅτι ἐπὶ τὸ ἐναντίον εἰ γένοιτο ἡ κατάκλισις, ὡς ἐκκρεμασμός τις γίνεται. ἐκκρεμῶν δὲ ὄντων τῶν πεπονθότων, μείζων ἡ ἀντίληψις γίνεται.

(7) διὰ τί ὡς ἐπίπαν ἐν τοῖς παροξυσμοῖς τὰ ἄκρα περιψύχεται;

ὅτι ἐφ' ὧν ἡ ἀρχὴ τῆς κινήσεως γίνεται, ἐπ' ἐκείνων συντρέχουσιν αἱ ὕλαι, ἡ δὲ ἀρχὴ τῆς κινήσεως ἐν τῷ βάθει τῶν μέσων. εἰκὸς οὖν ἐπὶ τοῦτο τὸ μέρος συντρεχούσης τῆς ὕλης ἐκ παντὸς μέρους τοῦ σώματος ἀποσυλᾶσθαι καὶ τὰ ἄκρα τῆς περιεχομένης ἐν αὐτοῖς ὕλης καὶ φέρεσθαι ἐπὶ τὸ μέσον. ἀποσυληθέντα γὰρ ἐκεῖνα καὶ ἐν ἐνδείᾳ τῆς ὕλης γενόμενα, τὴν περίψυξιν ὑπομένει.

(8) ἡ ἡδονὴ ὥσπερ διάχυσις καὶ ἄνεσις τοῦ σώματός ἐστι, καὶ τοῦτο τρόπον τινὰ αὐτὴ ἡ αἴσθησις παρεγγυᾷ.

δῆλον δὲ ὅτι καὶ ἡ ἡδονὴ γίνεται ὕπνου γενομένου. καὶ τοῦτ' ἂν ἡ πεῖρα μαρτυρεῖ, καὶ ὁ ποιητής, ἐν πολλοῖς νήδυμον αὐτὸν ὀνομάζων, ὡς ἂν ἡδονῆς παρεκτικόν.

εἰ τοίνυν ἡ ἡδονὴ διάχυσίς ἐστι τοῦ σώματος, ταύτην δὲ ἀπεργάζεται ὁ ὕπνος, τί οὐ χαλαστικὸν μᾶλλόν φαμεν τὸν ὕπνον, ἤπερ πυκνωτικόν, ὡς οἴονται οἱ μεθοδικοί;

ἀλλὰ καὶ ἡ διὰ σκάφης αἰώρα χαλαστική ἐστι, καὶ ἐν τῷ παραλαμβάνεσθαι ταύτην ὑπνώδεις πως γίνονται, καταφερόμενοι μετὰ ἡδονῆς τινος, ὥστε καὶ ἐκ τούτων ἐστὶ

(6) Weshalb ist bei den Leber-, Milz- oder Lungenkranken der Dekubitus (das Wundliegen) auf der Leidensseite leichter? Müssten die Schmerzen nicht durch den Druck der Teile verschlimmert werden?

Zu sagen ist aber, dass bei einem Dekubitus auf der gegenüberliegenden Seite der betroffene Bereich gleichsam in der Luft schwebt. Dieses Schweben verstärkt die (Schmerz-) Wahrnehmung.

(7) Weshalb werden die Extremitäten so gut wie immer bei Anfällen kalt?

(Das ist so,) weil bei den einen der Anfang der Bewegung geschieht und bei den anderen die Materie zusammenläuft, weil aber der Anfang der Bewegung in den Tiefen der Körpermitte liegt. Es ist nun folgerichtig, dass mit dem Zusammenlaufen von Materie aus jedem Teil des Körpers zu diesem Teil auch den Extremitäten die in ihnen enthaltene Materie entzogen wird, die zur Körpermitte getragen wird. Beraubt und an Materie mangelnd behalten sie die Kälte.

(8) Das Vergnügen ist in gewissem Sinne die Diffusion (Auflösung von Säften) und Entspannung des Körpers. Die Wahrnehmung selbst beweist dies in gewisser Weise.

Es ist klar, dass beim Schlaf Vergnügen aufkommt. Die Erfahrung bezeugt dies und sogar der Dichter (Homer, *Ilias* 4,131; *Odyssee* 1,364 u. ö.) bezeichnet ihn bei mehreren Gelegenheiten als süß, als ob er der Grund für Vergnügen wäre.

Wenn also Vergnügen die Diffusion des Körpers ist und durch Schlaf erzeugt wird, warum sagen wir dann nicht, dass der Schlaf eher Entspannung als Verdichtung erzeugt, wie die Methodiker meinen?

Aber auch das Schaukeln eines Bootes (oder: einer Wiege) ist entspannend, und wenn man sich ihm hingibt, wird man in gewisser Weise schläfrig und mit einem Gefühl des

συμβαλεῖν, ὅτι ἄρα μᾶλλόν ἐστι χαλαστικὸς ὁ ὕπνος, ἤπερ ἐφεκτικός·

ἢ οὐ πρὸς τοῦτο ῥητέον ὅτι οὐ πάνυ συμβεβηκός ἐστι τοῦ ὕπνου ἡ ἡδονή, ἀλλὰ συμβαίνει τούτου γινομένου, τὴν ἡδονὴν γίγνεσθαι διὰ τὸ τὰ σώματα εἰς τὸ οἰκεῖον ἀποκαθίστασθαι κατάστημα, οἱονεὶ ὑφιεμένου τοῦ κόπου ἐκ τῶν ἐνεργειῶν τῶν ἐν τῇ ἐγρηγόρσει;

ὅτι δὲ οὐ πάντως ἡ ἡδονὴ γίνεται διὰ τὴν διάχυσιν τῶν σωμάτων, ἐντεῦθέν ἐστιν εὑρεῖν· ἡ δίψα κατὰ ξηρότητα γίνεται· ἡ δὲ ξηρότης πύκνωσιν ἀπεργάζεται. διψῶντες οὖν ἔσθ' ὅτε εἰ προσενεγκοίμεθα ὕδωρ ψυχρόν, ἡδόμεθα σφόδρα, καίτοι τῆς προϋποκειμένης πυκνότητος ἐπιτεινομένης ἐκ τῆς μίξεως τοῦ ψυχροῦ. καὶ ὥσπερ τὸ ψυχρὸν οὐ λέγομεν εἶναι χαλαστικὸν διὰ τὸ ἡδονὴν ἐμποιεῖν τοῖς σώμασιν, οὕτως οὐδὲ τὸν ὕπνον ἂν εἴποιμεν χαλαστικόν, ἐπειδὴ ἡδονῆς γίγνεται παρεκτικός. γίγνεται γάρ, ὡς ἔφαμεν, ἡ ἡδονὴ διὰ τὴν εἰρημένην αἰτίαν.

ἡ δὲ διὰ τοῦ σκάφους αἰώρα διαφορητικὴ μὲν εἶναι δύναται τῶν παχυμερῶν σωμάτων, τοῦ δὲ αἰσθητικοῦ πνεύματος πυκνωτική, ἐπιθολοῦσα αὐτὸ καὶ συστέλλουσα διὰ τὴν ἀκινησίαν τῶν λοιπῶν ὑλῶν. συστελλομένου γὰρ τούτου, ὕπνον ἐπιγίνεσθαι συμβαίνει. καὶ οὐ δεῖ θαυμάζειν, εἰ ἡ αὐτὴ αἰώρα διαφορεῖ μὲν τὸ σῶμα, πυκνοῖ δέ, ὡς ἔφαμεν, τὸ αἰσθητικὸν πνεῦμα. ὥσπερ γὰρ τὸ θερμὸν ὕδωρ ἀνίησι μὲν τὰ ἡμέτερα σώματα, εἰ δὲ ἐπιχυθείη πυρί, σβέννυσι τοῦτο, οὕτως καὶ ἡ αἰώρα τῶν ἐναντίων ἐστὶ ποιητική. καὶ πολλὰ ἄν τις εὕροι τὰ ἐναντία ἀποτελεῖν δυνάμενα.

Vergnügens getragen, woraus man schließen kann, dass der Schlaf also eher entspannend als anspannend ist.

Oder ist nicht dazu zu sagen, dass das Vergnügen gar nicht vom Schlaf herrührt, sondern in seiner Gegenwart entsteht, weil das Vergnügen durch die Rückkehr des Körpers in seinen eigenen Zustand entsteht, so als ob die Müdigkeit, die durch die im Wachzustand ausgeübten Tätigkeiten verursacht wurde, gelindert wäre?

Dass das Vergnügen also nicht in jedem Fall aus der Diffusion von Körpern entsteht, lässt sich aus Folgendem herausfinden: Durst entsteht aus Trockenheit und Trockenheit verursacht Verdichtung. Wenn wir nun, sofern wir durstig sind, manchmal kaltes Wasser nehmen, genießen wir es sehr, obwohl die Beimischung von Kälte die bereits vorhandene Verdichtung verstärkt. Und so wie wir nicht sagen, dass kaltes Wasser entspannend ist, weil es im Körper Vergnügen auslöst, sagen wir auch nicht vom Schlaf, dass er entspannend ist, denn er verleiht Vergnügen. Das Vergnügen wird nämlich durch die eben genannte Ursache erzeugt.

Das Schaukeln auf einem Boot (oder: in einer Wiege) kann die dichten Teile des Körpers auflösen, verdichtet aber auch das sensorische Pneuma, da es dieses durch die Unbeweglichkeit der übrigen Materie stört und zusammenzieht. Wenn diese kontrahiert wird, dann wird normalerweise Schlaf erzeugt. Es ist daher nicht verwunderlich, dass das Schaukeln selbst den Körper entspannt, aber, wie wir gesagt haben, das sensorische Pneuma verdichtet. So wie heißes Wasser unseren Körper erregt, aber wenn man es auf ein Feuer gießt, dieses löscht, so bewirkt auch das Schaukeln Gegensätzliches. Und man kann wohl vieles finden, das Gegensätzliches bewirken kann.

(9) διὰ τί ἐπὶ τῶν ἐν τῇ κεφαλῇ τραυμάτων, διαιρέσεως γενομένης ἐπὶ τοσοῦτον ὥστε καὶ μήνιγγα τρωθῆναι, καὶ περιγεγονότων τῶν πεπονθότων καὶ λοιπὸν εἰς ἀπούλωσιν ἐλθόντων τῶν τραυμάτων, σπασμὸς ἔσθ' ὅτε ἐπιγίνεται, ὥστε καὶ ἀπόλλυσθαι τοὺς τοῦτο παθόντας;

ῥητέον οὖν ὅτι φυσικῶς πάλλοντος τοῦ ἐγκεφάλου, συμβαίνει τὴν μήνιγγα προστρίβεσθαι τοῖς ὀστέοις τοῖς περικειμένοις, ἀφ' ὧν ἐκομίσθη τὰ ἀφαιρεθέντα· καὶ προστριβομένη ἀνελκοῦται· ἀνελκώσεως δὲ γενομένης, καὶ ῥυπωθείσης, καὶ μὴ δυναμένης τῆς ὕλης ἐκείνης τῆς συλλεχθείσης ἐκ τῆς ἑλκώσεως διαπνευσθῆναι – διὰ τὸ ἤδη σαρκοφυῆσαι τὰ ἐπικείμενα σώματα, ἅμα καὶ διὰ τὸ εἶναι πυκνοτέραν τὴν γενομένην οὐλήν –, χωρεῖν ταύτην – λέγω δὲ τὴν συλλεχθεῖσαν ἐκ τῆς ἑλκώσεως ὕλην – ἐπὶ τὰ κύρια μέρη τοῦ ἐγκεφάλου, καὶ θλίψιν ἀπεργάζεσθαι, ὥστε καὶ τὸν σπασμὸν ἐπακολουθεῖν, μὴ δυνηθεισῶν τῶν ὑλῶν διαπνεῦσαι, τῷ τὴν οὐλήν, σάρκωσιν παρὰ φύσιν οὖσαν, σκληρὰν γίνεσθαι.

(10) πᾶν τοῦτο παρατετήρηται, ὅτι τραυμάτων περὶ κεφαλὴν γενομένων τοιούτων, ὡς καὶ ὀστῶν διαίρεσιν γίνεσθαι, ἐπικινδυνότερα μὲν τὰ περὶ τὴν κορυφὴν καὶ βρέγμα, ἐλθόντα δὲ εἰς ἀπούλωσιν, εὐιατότερα τυγχάνει τῶν περὶ τὸ ἰνίον συστάντων τραυμάτων.

ῥητέον ὅτι κυριώτερα τὰ περὶ τὸ βρέγμα μέρη ὄντα, λεπτὴν ἔχει τὴν ὑποκειμένην μήνιγγα, καὶ εἰκὸς διὰ τοῦτο ἐπικίνδυνον εἶναι τὸ μέρος· πρὸς δὲ ἀπούλωσιν ἐλθόντα εὐιατότερά ἐστιν ἐκ τῆς τῶν κυριωτέρων μερῶν συνεργείας σφοδροτέρας γινομένης· τὰ δὲ περὶ τὸ ἰνίον ἀκινδυνωδέστερά ἐστι, διὰ τὸ τὴν ὑποκειμένην τοῖς τόποις μήνιγγα σαρκώδη εἶναι, δυσιατότερα δέ, τῷ μήτε συνεργείας τοιαύτης τινὸς τυγχάνειν, ἀλλὰ μὴν καὶ σύνοδον γινομένην ἀναξαίνειν τὰ μέρη.

(9) Weshalb tritt bei Wunden am Kopf, bei denen die Schnittwunde so groß geworden ist, dass sogar die Hirnhaut verletzt ist, auch dann, wenn die Patienten überleben und schließlich zur Vernarbung kommen, manchmal ein Krampf auf, der zum Tod der Patienten führt?

Zu sagen ist nun, dass von Natur aus wegen des natürlichen Klopfens des Gehirns die Hirnhäute an den umliegenden Knochen reiben, aus denen Fragmente herausgelöst wurden und die durch die Reibung verschlissen sind und verschwären. Sobald die Verschwärung stattgefunden hat, kann die eitrige Substanz, die sich durch das Geschwür angesammelt hat, nicht mehr austreten, und zwar wegen der fleischigen Wucherungen im oberen Teil und der großen Dichte der gebildeten Narbe. Sie – ich meine die Materie, die sich nach der Vernarbung angesammelt hat – dringt in Richtung der oberen Teile des Gehirns vor und übt einen Druck aus. Es kommt daher zu einem Krampf, da die Transpiration der Materie durch die Härte der Narbe, die eine widernatürliche fleischige Auswucherung ist, gehemmt wird.

(10) All dies ist mit Sicherheit festgestellt, dass unter den Wunden des Kopfes, die eine Resektion des Knochens erfordern, die Wunden im Scheitel und im Vorderkopf gefährlicher sind, dass sie aber, wenn sie einmal verheilt sind, leichter zu heilen sind als die Wunden im Hinterkopf.

Zu sagen ist, dass die oberen Teile um den Vorderkopf herum eine dünne darunter liegende Membran haben, und es ist daher folgerichtig, dass der Bereich deshalb gefährdet ist. Was die Vernarbung betrifft, so ist sie aufgrund des größeren Zusammenwirkens der oberen Teile einfacher. Wunden am Hinterkopf sind einerseits weniger gefährdet, da die darunter liegende Membran fleischig ist, andererseits sind sie schwieriger zu heilen, weil ihnen das Zusammenwirken der Organe fehlt, aber auch, wenn es zu einem Zusammenwachsen kommt, die Teile doch wieder aufreißen.,

(11) ἔτι καὶ τοῦτο παρατετήρηται, ὅτι ἐφ' ὧν τοιαῦτα τραύματα περὶ τὴν κεφαλήν ἐστιν, εἰ συμβαίη αὐτομάτως λυθῆναι τὴν κοιλίαν, θάνατος ἐπιγίνεται· εἰ δὲ λόγῳ τῆς διαίτης, τὴν τῆς σωτηρίας πρόνοιαν ὑποφαίνει. ὅτι εἰ μὲν αὐτομάτως ἡ γαστὴρ ὑπεξελύθη, ἐκ τῆς κεφαλῆς τὴν ὑπόστασιν ἔχουσα διὰ τὸ πάθος, κίνδυνον ἀπειλεῖ, τοῦ πάθους περιγιγνομένου τῆς φύσεως· εἰ δὲ λόγῳ τῆς διαίτης εἴη αὐτὴ ἐξυγρανθεῖσα, λεπτοποιουμένης τῆς ὕλης καὶ ἐπὶ τὰ κάτω μέρη συνδιδομένης, μένει τὰ περὶ τὴν κεφαλὴν μέρη ἀνενόχλητα, καὶ οὕτως μηδενὸς βάρους συνεδρεύοντος, εὐίατα γίνεται.

(12) διὰ τί ἡ ἐκ τῆς ἀνθρακιᾶς θέρμη ὡς ἐπίπαν κεφαλαλγίας ἐστὶ ποιητική, ἡ δὲ τῶν ξύλων οὐ τοιαύτη;

ὅτι ἡ μὲν ἀπὸ τῶν ἀνθράκων ὑπερβάλλουσα θέρμη πυκνοῖ κατά τινα ξηρότητα· ἡ δὲ ἐκ τῶν ξύλων ἔχει καὶ ἰκμάδα τινά, ἥτις δηλοῦται καὶ ἐξ αὐτοῦ τοῦ καπνοῦ. ὁ γὰρ καπνὸς τῆς ἐν τοῖς ξύλοις ὑγρασίας ἐστὶ δηλωτικός·

δεῖ δὲ τοὺς ἄνθρακας σβεννύειν ἐν οἴνῳ ὀλίγῳ, ἵνα ἐκ τούτου μὴ παρακολουθῇ αὐτοῖς ἡ γινομένη ἐξ αὐτῶν βλάβη.

(13) διὰ τί ἐπὶ τῶν θαλαττουργῶν μάλιστα ἐπιπολάζει τὰ πτερύγια; γίνεται μὲν γὰρ καὶ ἐν ἄλλοις, ἐπιπολάζει δὲ ἐπὶ τῶν κατὰ θάλατταν ἐργαζομένων.

ῥητέον οὖν ὅτι διαφοραὶ πτερυγίων εἰσὶ δύο· ἢ γὰρ γίνεται, ὁτὲ μὲν τῆς ὑποκειμένης τῷ κανθῷ κατὰ φύσιν σαρκὸς ἐπεκτεινομένης, ἢ ἐκ συναυξήσεως, ὁτὲ δὲ τοῦ λεπτοῦ καὶ περιτεταμένου ὑμένος περιτυλουμένου καὶ ἐξοιδαίνοντος· ἔστι δὲ οὗτος ἐπὶ μὲν ἀνθρώπων δυσόρατος δι' ὑπερβάλλουσαν λεπτότητα, ἐπὶ δὲ ζῴων καὶ μάλιστα

(11) Dazu ist auch zu beachten, dass der Tod diejenigen ereilt, die solche Wunden am Kopf haben, wenn die Entleerung des Bauches spontan erfolgt; wenn sie hingegen durch eine Diät verursacht wird, ist sie ein Zeichen der Errettung. Wenn der Magen sich nämlich spontan entlädt und die Angelegenheit aufgrund des Unwohlseins des Kopfes regelt, ist die Gefahr ernst, da das Leiden die Oberhand über die Natur hat. Wenn hingegen der Bauch durch die Ernährung befeuchtet wird, die Materie sich verdünnt und nach unten hin sammelt, bleiben die Teile des Kopfes unbelastet und werden so ohne begleitende Symptome von Schweregefühl gut heilbar.

(12) Weshalb ist die Hitze, die von (Holz-)Kohlen ausgeht, im Allgemeinen eine Ursache für Kopfschmerz, während die Hitze des Holzes dies nicht ist?

(Das ist so,) weil die Hitze, die in ihrem Übermaß aus den (Holz-)Kohlen kommt, zu einer gewissen Trockenheit verdichtet; die aus dem Holz kommt, hat auch eine gewisse Feuchtigkeit, wovon der Rauch selbst zeugt. Der Rauch ist in der Tat ein Indikator für die im Holz enthaltene Feuchtigkeit.

Man muss die Kohlen in ein wenig Wein löschen, damit daraus kein Schaden folgt, der aus ihnen hervorgeht.

(13) Weshalb leiden vor allem Seeleute an Pterygien (Flügelfellen in den Augen)? Die geschieht ja zwar auch bei anderen, doch überwiegt dieses Leiden bei denen, die am Meer arbeiten.

Zu sagen ist nun, dass es zwei Arten von Pterygien gibt: Sie entstehen entweder, wenn sich das Fleisch ausdehnt, das sich von Natur aus im Augenwinkel befindet, oder wenn die dünne Membran, die das Auge umgibt, infolge einer Wucherung schwielig wird und anschwillt. Beim Menschen ist diese Membran nur schwer zu sehen, da sie zu dünn ist, aber

ἀρνειῶν ἐκδηλότατος, παχύτερος ὑπάρχων· οὐ μὴν ἐπ' ἀνθρώπου.

οὗτος τοίνυν ἐκ τῶν θαλαττίων ἀτμῶν δριμυτέρων ὄντων ἐστὶ βιβρωσκόμενος, καὶ τύλωσιν μετὰ φλεγμονῆς ἀναδέχεται, ὡς ἐκ τούτου παχυνθέντος τὸ τοῦ πτερυγίου πάθος ὑφίστασθαι.

ἴσμεν δὲ ὅτι δύο διαφοραί εἰσι πτερυγίων· καὶ τὰ μέν ἐστι προσηρτημένα, τὰ δὲ ὥσπερ συμπεφυκότα.

(14) διὰ τί αἱ μονοπάθειαι τῶν ὀφθαλμῶν στραγγότεραί εἰσιν;

ἢ ὅτι τοῦ ἑτέρου κατὰ φύσιν διακειμένου καὶ κινουμένου φυσικήν τινα κίνησιν, συγκινεῖται καὶ ὁ πεπονθώς, τῷ ἐκ μιᾶς βάσεως αὐτῶν τὴν φύσιν εἶναι, καὶ διὰ τοῦτο τῇ συγκινήσει παροξύνει τὸν πεπονθότα;

χρεία γὰρ ἠρεμίας ἐστὶ τῷ κάμνοντι. ἀμφοτέρων δὲ κατὰ τὸ αὐτὸ πασχόντων, μετριώτερα γίνεται πάθη. ἐπ' ἀμφοτέρων τὸ πάθος αἰτίαν γενέσθαι τὴν ἠρεμίαν. ἅμα γὰρ ἑκάτερος ἠρεμεῖ καὶ οὐ παροξύνεται· καὶ οὕτως ἐκ τῆς ἠρεμίας ῥώμη ταχεῖα γίνεται.

(15) διὰ τί ἐπ' ἐνίων ὀφθαλμιασάντων πυρετὸς εἰ ἐπιγίγνοιτο, λύει ταύτην, ἐπ' ἐνίων δὲ οὐ μόνον οὐ λύει, ἀλλὰ καὶ πήρωσιν ἀπεργάζεται τελείαν; τίς οὖν ἡ αἰτία τοῦ ἐπὶ μὲν ἐνίων ὑγιάζειν, ἐπὶ δ' ἐνίων ἀφανίζειν;

ὅτι ὁ πυρετὸς ἐπιγίνεται λόγῳ τινὶ μετασυγκρίσεως· καὶ εἰ μὲν εἴη οὗτος μέτριος, τῷ καὶ τὴν ἐξ αὐτοῦ γεγενημένην μετασύγκρισιν μετρίαν εἶναι, ὠφέλειαν παρακολουθεῖν συμβαίνει. εἰ δὲ σφοδρὸς εἴη εἰσβαλὼν οὗτος, τῷ καὶ τὴν κίνησιν σφοδροτέραν γίνεσθαι, ἡ ἐσχάτη βλάβη παρακολουθεῖ.

bei Tieren, insbesondere bei Lämmern, ist sie sehr deutlich, da sie dichter ist – nicht so beim Menschen.

Wenn sie von den Meeresdämpfen, die recht beißend sind, angegriffen wird, bildet sich eine Schwiele mit Geschwulst, so dass aus dieser Verdichtung ein Pterygium entsteht.

Wir wissen, dass es zwei Arten von Pterygien gibt: Eine ist wie hinzugefügt, die andere wie festgewachsen.

(14) Weshalb sind Krankheiten, die nur eines der Augen befallen, komplizierter?

(Ist das etwa so,) weil dann, wenn das eine Auge gesund ist und sich entsprechend der Natur bewegt, auch das kranke Auge sich in dieselbe Richtung bewegt, da sie von einem Zentrum ausgehen und deshalb die übereinstimmende Bewegung das leidende Auge reizt?

Es muss ja das kranke Organ zur Ruhe gebracht werden. Wenn hingegen beide gleichzeitig leiden, wird der Schmerz erträglicher. Beide müssen sich nämlich ausruhen und dürfen sich nicht gleichzeitig anstrengen. So kommt aus der Ruhe die schnelle Kraft.

(15) Weshalb löst bei einigen, die an Triefäugigkeit leiden, dann, wenn ein Fieber dazukommt, dieses das Leiden auf, bei anderen es aber nicht nur nicht auf, sondern führt sogar zu völliger Erblindung? Was ist nun die Ursache für die Genesung bei den einen und die Blindheit bei den anderen?

(Das ist so,) weil das Fieber durch die *metasynkrisis* (Veränderung des Zustands der Poren; s. o. S. 12) entsteht. Bei mäßigem Fieber und damit auch bei der daraus resultierenden *metasynkrisis* stellt sich eine gewisse Erleichterung ein. Bricht es hingegen gewaltsam aus, so dass sein Verlauf auch gewaltsamer ist, entsteht extremer Schaden.

εἴποι δ' ἄν τις ὅτι καὶ ὁ πυρετὸς ἀναξηραντικός· καὶ ὅτι μὲν ἀναξηραντικός, ἴδοι ἄν τις ἐκ τοῦ παρακολουθοῦντος δίψους τοῖς πυρέττουσιν·

ὅτι δὲ καὶ ἐναποσκηπτικός, δῆλον ἐκ τοῦ, ἐπιγινομένου τούτου, περισσοπαθεῖν τινα τῶν μερῶν. καὶ ἡ μὲν ὠφέλεια γίνεται, ἀναξηραντικοῦ συμπεσόντος, διὰ τὸ ἐπερχόμενον ῥεῦμα ἀναξηραίνεσθαι. ὅτε δὲ βλάπτει, ἐναποσκηπτικὸς οὗτος ὑπάρχει τυγχάνων, καὶ τῷ τὰ πεπονθότα μέρη μᾶλλον εὐπαθέστερα ὄντα ἐπιδέχεσθαι πλείονα, καὶ τῷ ἐπιστηρίζειν ἐναποσκηπτικὸν τυγχάνοντα. καὶ οὕτως ἡ πήρωσις γίνεται ἐκ τῆς πολλῆς σκήψεως.

(16) διὰ τί ἐν τῷ θέρει μᾶλλον αἱ ὀφθαλμίαι γίνονται, ἤπερ ἐν ταῖς ἄλλαις ὥραις, καίτοι ξηροῦ τούτου ὑπάρχοντος καὶ ἀλεεινοῦ; ἔδει γὰρ διὰ μὲν τὸ παρακολουθεῖν τῷ καιρῷ ξηρόν, ῥεῦμα μὴ γίνεσθαι· οὐ μὴν οὐδὲ κατὰ στέγνωσιν συμβαίνειν ὤφελεν διὰ τὴν προσοῦσαν ἁλέαν.

ῥητέον ὅτι εἰ καὶ ταῦτα παρακολουθεῖ, ἀλλ' ὅμως τὸ φαιδρὸν πολὺ ὄν, μᾶλλον βλάπτει τὰς ὄψεις, διὰ τὸ πᾶν τὸ ὑπὲρ τὸ δέον λευκὸν ταρακτικὸν καὶ συγχυτικὸν ὄψεως εἶναι. οὕτω γὰρ καὶ ἠρεμίαν προστάσσοντες κελεύομεν ἐν σκοτεινῷ τόπου μέρει ταύτην παραλαμβάνεσθαι, ὡς πᾶσαν τὴν συγκινητικὴν αἰτίαν φεύγειν. ἐν τῷ οὖν θέρει τὸ αἴτιον τῆς ὀφθαλμίας, καθὼς δέδεικται, ὑπάρχει τὸ φαιδρὸν τοῦ ἡλίου.

(17) διὰ τί, ὁμοιότητος ὑπαρχούσης ἐπί τε τῶν ὀφθαλμῶν καὶ τῶν ὤτων, ὀφθαλμὸς ὀφθαλμῷ συμπάσχει, οὖς δὲ ὠτὶ οὐκέτι;

ὅτι οὐ μόνον ὁμοιότης ἐπὶ τῶν ὀφθαλμῶν ὑπάρχει, ἀλλὰ καὶ πολλὴ ἐγγύτης· ἐπὶ δὲ τῶν ὤτων, πολύ ἐστι τὸ μεταξὺ διάστημα.

Jemand könnte sagen, dass das Fieber austrocknend wirkt. Dass es austrocknend wirkt, zeigt sich an dem Durst, der für Fieberkranke folgt.

Dass das Fieber auch anstürmend ist, zeigt die Tatsache, dass einer der Teile außerordentlich leidet, wenn es auftritt. Und die Erleichterung kommt, weil es mit seiner austrocknenden Kraft den anstürmenden Fluss austrocknen lässt. Das Fieber, das entsteht, wenn es Schaden anrichtet, ist anstürmend, und weil die leidenden Teile eher dazu neigen, mehr Flussmittel aufzunehmen, und weil es aggressiv ist, korrodiert es die Flussmittel. Und so entsteht Blindheit durch den reichlichen Ansturm.

(16) Weshalb entsteht im Sommer mehr Triefäugigkeit als in anderen Jahreszeiten, obwohl der Sommer heiß und trocken ist? Es sollte ja kein Fluss entstehen, da die Trockenheit eng mit der Jahreszeit verbunden ist, denn es gibt auch keine Verengung durch die hinzukommende Wärme.

Zu sagen ist, dass selbst wenn diese Dinge zusammenhängen, das intensive Licht den Augen mehr schadet, denn alles über das Notwendige hinausgehende Weiß stört die Sicht und verwirrt. Wenn wir also Ruhe verordnen, ordnen wir an, dass sie an einem dunklen Ort stattfinden soll, um jede irritierende Ursache zu vermeiden. Im Sommer ist nun, wie sich gezeigt hat, das intensive Licht der Sonne die Ursache für Triefäugigkeit.

(17) Weshalb leidet, obwohl es eine Ähnlichkeit zwischen den Augen und den Ohren gibt, ein Auge mit dem (anderen) Auge, ein Ohr aber nicht mit dem (anderen) Ohr?

(Das ist so,) weil die Augen nicht nur ähnlich sind, sondern auch sehr nahe beieinander liegen; bei den Ohren hingegen ist der Abstand groß.

καὶ ὅτι τὰ μὲν τῶν ὀφθαλμῶν συγκινητικὰ ἐκ τῶν ἔνδοθεν τὴν ἀρχὴν λαμβάνει, ἐπὶ δὲ τῶν ἀκοῶν, ἔξωθεν προσπίπτει.

(18) διὰ τί τινες τῶν ὀφθαλμιασάντων ὀξύτερον ὁρῶσιν;

ἢ δῆλον ὅτι ᾧ λόγῳ τὰ ἀποδακρυτικὰ κολλύρια ὀξυδορκικὰ λέγεται, τῷ ἐκ τῆς ἀποδακρύσεως καὶ ὡς εἰπεῖν καθάρσεως ὀξύτερον ὁρᾶν τοὺς χρωμένους· οὕτω καὶ ἐπὶ τῶν ἐκ τῆς ὀφθαλμίας ἀποδακρυσάντων, ἐκ παχυτέρας καὶ ἐπικειμένης τινὸς ὕλης συμβαίνει τὸ ἄμεινον ὁρᾶν, καθάρσεως γενομένης.

(19) διὰ τί ἐπὶ τῶν μελλόντων ὑποχεῖσθαι, συμβαίνει ὁρᾶσθαι κωνωποειδῆ καὶ μυιοειδῆ καὶ μυρμηκοειδῆ, καὶ ὅσα παρακολουθεῖν πέφυκεν;

ἢ δῆλον ὅτι ὁποίαν τὴν πῆξιν λάβοι τὸ ὑγρόν, τοιαῦτα καὶ ὑποπίπτειν ἀνάγκη ἅμα τῷ ἄρξασθαι πήγνυσθαι τὸ ὑγρόν.

καὶ ἔτι, κατὰ τὴν αὐτὴν ἐπιβολὴν ἐνεργεῖ τὸ ὁρατικὸν διὰ παντὸς τοῦ ὁρατικοῦ· ἀλλὰ γὰρ ἐμποδίζεται κατ᾽ ἐκεῖνα τὰ μέρη, καθ᾽ ἃ μάλιστα ἡ πῆξις γίνεται. οἷον οὖν ἂν συμβῇ τὸ πρωτοπαγὲς τοῦ ὑγροῦ σχῆμα, τοιαῦται καὶ αἱ ἀντιλήψεις γίνονται τῶν ἐκτὸς ὑποκειμένων.

(20) διὰ τί οἱ χασκόμενοι ἐπ᾽ ἔλαττον ἀκούουσιν;

ὅτι ἐν τῷ διΐστασθαι τὰς γένυς, συμπιέζεται ἡ ἀκοή, ἅμα καὶ πνεύματος ἐγκατεχομένου, ὅθεν καὶ ἦχοι γίνονται. τοῦ οὖν ἔξωθεν ἀέρος μὴ ἔχοντος παρείσδυσιν, οὐ γίνεται ἀντίληψις.

(Das ist auch so,) weil die gemeinsame Bewegung ihren Ausgang im Inneren hat, bei den Ohren aber von außen kommt.

(18) Weshalb haben diejenigen, die unter Triefäugigkeit gelitten haben, ein schärferes Sehvermögen?

Ist es etwa klar, dass mit der Logik, mit der man Augensalben, die Tränen hervorrufen, als die Sehkraft schärfend bezeichnet, weil derjenige, der sie nach dem Weinen und sozusagen der Reinigung verwendet, schärfer sieht? So geschieht es auch denjenigen, die aufgrund von Triefäugigkeit weinen, aus einer recht dichten und aufliegenden Materie, dass sie besser sehen, da es zu einer Reinigung kommt.

(19) Weshalb bildet sich jemand kurz vor einer *hypochysis* (einem grauen Star) ein, Mücken, Fliegen, Ameisen und das, was ihnen von Natur aus folgt, zu sehen?

Ist es etwa klar, dass solche Dinge – gleich, welche Verfestigung die Flüssigkeit erfasst – notwendigerweise geschehen, sobald sich die Flüssigkeit zu verfestigen beginnt?

Darüber hinaus ist das Sehvermögen im Moment des Auftretens des Übels im gesamten Sehorgan wirksam, während es in den Teilen, in denen die Gerinnung stattfindet, besonders beeinträchtigt ist. Was nun die ursprüngliche Erscheinung der Flüssigkeit ist, das sind auch die Wahrnehmungen der äußeren Dinge.

(20) Weshalb hören diejenigen, die gähnen, weniger gut?

(Das ist so,) weil dann, wenn die Kinnladen geöffnet sind, das Hörorgan zusammengedrückt wird, wobei zugleich der Atem (Pneuma) zurückgehalten wird; dadurch werden ebenfalls Töne erzeugt. Da nun keine Luft von außen Zugang hat, findet auch keine Wahrnehmung statt.

(21) διὰ τί σκαλευόντων ἡμῶν τὰς ἀκοὰς οἷα μηλωτίσιν ἤ τισιν ἄλλοις, συμβαίνει βῆχα κινεῖσθαι, ὥσπερ ἐρεθιζομένης τῆς ἀρτηρίας;

ἢ ὅτι πολλὴ συγγένεια οὐ τῆς φωνῆς μόνον πρὸς τὴν ἀκοήν, ἀλλὰ καὶ τοῖς μέρεσι πρὸς τὰ μέρη οὕτως, ὡς καὶ τὸ φωνητικὸν ὄργανον συμπαθεῖν; γίνεται δὲ τὸ βηχίον ἐν τῷ φωνητικῷ.

(22) τίνος ἕνεκα τῶν κεφαλαλγούντων οἱ μὲν ὀξέως αἰσθάνονται τῶν φωνῶν, οἱ δὲ οὐδόλως αἰσθάνονται;

ἢ δῆλον ὅτι, ἐὰν γένωνται σφοδραὶ αἱ κεφαλαλγίαι, ὡς σφήνωσιν πλείονα γενέσθαι προηγησαμένης καὶ σκοτώσεως, συμβαίνει τὸν νοῦν κατὰ φύσιν μὴ διακεῖσθαι·

νοῦς δὲ ὁρᾷ καὶ νοῦς ἀκούει,

ὥς φησί τις τῶν ἀρχαίων· ὥστε καὶ τούτου κακωθέντος, καὶ τῆς φωνήσεως ὑποκειμένης, εἰκότως οὐκ ἀντιλαμβάνονται τῶν φωνῶν οἱ δὲ ἐν πείσει μένοντες μὴ σφοδρᾷ, παθήσαντες δὲ εὐαισθητότεροι γίνονται τῷ τὴν πεῖσιν αἰτίαν τῆς εὐαισθησίας καθίστασθαι.

ἴσμεν γὰρ ὅτι ὀξύτεραι γίνονται αἱ ἀντιλήψεις ἐπὶ τῶν πεῖσιν μείζονα ὑπομεινάντων.

(23) διὰ τί οἱ κώφωσιν ἔχοντες διὰ τῶν μυκτήρων φθέγγονται;

δῆλον ὅτι ἐκ πρώτου τοῦ πάθους συναισθήσεις γίνονται αὐτοῖς, οἷον εἰς δύναμιν ἀνευρύνουσι τὰς ἀκοάς· ὧν ἀνευρυνομένων καὶ οἱ πόροι ἀνευρύνονται τῶν μυκτήρων

(21) Weshalb entsteht, wenn wir etwa mit einer Sonde oder anderen Instrumenten in unseren Ohren graben, ein Husten, als ob die Luftröhre (*arteria*) gereizt wäre?

(Ist das etwa so,) weil es nicht nur eine große Affinität zwischen Stimme und Gehör gibt, sondern auch zwischen den (einen) Teilen zu den (anderen) Teilen, so dass auch das Stimmorgan mitleidet? Es entsteht der Husten im Stimmapparat.

(22) Warum nehmen von denen, die an Kopfschmerz leiden, die einen die Stimmen deutlich wahr, die anderen aber nehmen überhaupt nicht wahr?

Ist es etwa klar, dass der Geist, wenn der Kopfschmerz so heftig wird, dass sich eine recht große Blockade bildet, es dazu kommt, dass der Geist wider die Natur nicht in seiner natürlichen Veranlagung verfasst ist:

Der Verstand sieht und der Verstand hört,

wie einer der alten (Dichter) sagt (Epicharmos, *Frg.* 13 B 12 Diels / Kranz = *Frg.* 214 Kassel / Austin), so dass dann, wenn sich die Krankheit verschlimmert hat und das Tönen ihr untergeordnet ist, folgerichtig die einen, die nicht ernsthaft erkrankt sind, Stimmen nicht mehr erfassen können, während die anderen, die darunter leiden, empfindlicher werden, da die Krankheit als entscheidender Faktor für die gute Wahrnehmung angesehen wird.

Wir wissen ja, dass die Wahrnehmungen derjenigen, die mehr leiden, schärfer werden.

(23) Weshalb geben taube Menschen Geräusche durch ihre Nasenlöcher ab?

Es ist klar, dass von Beginn des Leidens an die Mitempfindung bei ihnen entsteht, etwa indem sie ihre Ohren so weit wie möglich öffnen. Und wenn diese erweitert sind, werden auch die Gänge (Poren) der Nasenlöcher erweitert, die im

ἐκ τῆς διαστάσεως μεινάντων· οὕτω δὲ τοῦ πνεύματος ἐκ τῆς διαστάσεως φερομένου, εὐμαρῶς ὥσπερ φθογγή τις ἀποτελεῖται.

(24) διὰ τί ἡ πολυυπνία καὶ ἡ ἀγρυπνία ἡ ἐπιπολὺ γενομένη βάρος ἐμποιοῦσι τῇ κεφαλῇ;

καὶ οὐκ ἔστι λέγειν ὅτι ὡς ὑπερβολαὶ κακοῦσι τὸ σῶμα· οὐ γὰρ τοῦτό ἐστι τὸ ζητούμενον, ὅτι διὰ τί κακοῦται ἡ κεφαλὴ ὑπὸ τῶν ἐναντίων, ἀλλ' ὅτι διὰ τί τὸ αὐτὸ πρὸς ἀκρίβειαν ἐπιγίνεται σύμπτωμα ἔκ τε τῆς ἀγρυπνίας καὶ τῆς πολυυπνίας, ἐναντίων τούτων ὑπαρχόντων· οἷον κακοῦται ὁ στόμαχος ὑπὸ πλήθους τροφῆς, βλάπτεται βαρυνόμενος δηλονότι ὑπ' ἐνδείας ὑπτιώσεως μᾶλλον περὶ αὐτὸν γενομένης. ὅρα οὖν πῶς διαφέρει ἀλλήλων ταῦτα ὑπὸ τῶν ἐναντίων περὶ τοῦ στομάχου γινόμενα· ἐκ δὲ τῆς πολυυπνίας καὶ ἀγρυπνίας τὸ αὐτὸ κατ' εἶδος ὑφίσταται σύμπτωμα περὶ τὴν κεφαλήν, καὶ τοῦτό ἐστι τὸ τεταμένον, πῶς καὶ αὐτὸ ὑπὸ τῶν ἐναντίων ποιοτήτων ὑφίσταται.

ῥητέον οὖν ὅτι ἐκ μὲν τῆς πολυυπνίας τοῦτο συμβαίνει, τῆς ἀναπεμπομένης εἰς τὴν κεφαλὴν ὕλης μὴ δυναμένης διαπνεῖσθαι διὰ τὴν πυκνότητα τὴν ἐκ τοῦ ὕπνου. ἐπὶ δὲ τῆς ἀγρυπνίας τὸ αὐτὸ ἀποτελεῖται διὰ τήνδε τὴν αἰτίαν· λεπτοποιουμένων γὰρ τῶν ὑλῶν ἐκ τῶν ἐν τῇ ἐγρηγόρσει ἐνεργειῶν, ἀναδίδονταί τινες ἀτμοὶ εἰς τὰ μετεωρότερα – οὕτω γὰρ καὶ εἰς τὴν κεφαλὴν – καὶ συμβαίνει ἐπὶ πλεῖον λεπτοποιουμένης τῆς ὕλης ἐκ τῆς συντόνου ἀγρυπνίας ἐπὶ πλέον καὶ τὴν ἀνάδοσιν γίνεσθαι. συμβαίνει δὲ ἐκ τῆς ἀγρυπνίας μὴ τὰς τροφὰς κατὰ λόγον διοικεῖσθαι, ἀλλὰ τρέπεσθαι ἐπὶ τὸ ἐφθαρμένον· ὡς καὶ αὐτοὺς τοὺς ἀναδιδομένους εἰς τὴν κεφαλὴν ἀτμοὺς μὴ μόνον διὰ τὸ πλῆθος ταύτην βαρεῖν, ἀλλὰ καὶ διὰ τὸ τετράφθαι ἐπὶ τὸ χεῖρον τὴν τροφήν.

Zwischenraum liegen. So wird, wenn der Atem (Pneuma) durch den geweiteten Zwischenraum strömt, leicht ein gewisser Ton erzeugt.

(24) Weshalb verursachen sowohl der lange Schlaf und der anhaltende Schlaflosigkeit Schweregefühle im Kopf?

Es ist nicht zu sagen, dass sie im Übermaß dem Körper schaden; das ist ja auch nicht der Gegenstand der Diskussion, nämlich warum die Gegensätze dem Kopf schaden, sondern warum die gleichen Symptome bei Schlaflosigkeit und langem Schlaf auftreten, die Gegensätze sind. So leidet der Magen unter der Überfütterung und wird durch die Schwere, die sich aus dem Bedürfnis, auf dem Rücken zu liegen, ergibt und die er am meisten spürt, eindeutig geschädigt. Man betrachte nun, wie sich diese Dinge voneinander unterscheiden, da sie im Magen aufgrund von Gegensätzen auftreten: Die gleiche Art von Symptomen manifestiert sich in der Kopfregion als Folge von langem Schlaf und Schlaflosigkeit, und dies führt zu Verspannungen, da es ebenfalls aus gegensätzlichen Bedingungen entsteht.

Zu sagen ist nun, dass dies im Falle eines langen Schlafes geschieht, weil die Materie, die zum Kopf aufsteigt, aufgrund der durch den Schlaf verursachten Verdichtung nicht transpirieren kann. Das Gleiche gilt für die Schlaflosigkeit, allerdings aus folgendem Grund: Da die Materie durch die im Wachzustand verbrauchten Energien verdünnt wurde, bewegen sich bestimmte Dämpfe in Richtung der höheren Teile – und damit in Richtung des Kopfes. Je mehr die Materie durch die Spannung des Wachseins ausgedünnt wird, desto mehr wird sie assimiliert. Es kommt auch vor, dass die Nahrung aufgrund von Schlaflosigkeit nicht der Norm entsprechend gerinnt, sondern zu einer Veränderung führt. Die Dämpfe, die zum Kopf aufsteigen, machen die Sache ernst, nicht nur wegen des Übermaßes, sondern auch wegen der schlechten Qualität der Nahrung.

(25) διὰ τί οἱ μὲν ἐγρηγορότες ἐν τῷ φωτὶ τῆς σελήνης, κἂν ἐπὶ πολὺ τύχωσιν ἐν τούτῳ διατρίβοντες, οὐδὲν ὅλως βλάπτονται ὑπὸ τούτου, οἱ δὲ καθεύδοντες ἐπὶ τούτου σφηνοῦνται τὰς κεφαλάς;

τοῦτο γὰρ τετήρηται, ὅτι οἱ καθεύδοντες ἐν τῷ φωτὶ τῆς σελήνης βαρύνονται τὰς κεφαλάς, καίτοι τοῦ φωτὸς τῆς σελήνης ἔχοντος καὶ θερμότητα καὶ ὑγρότητα. εἰ γὰρ καὶ αὐτοὶ τῆς θερμότητος μὴ ἀντιλαμβανόμεθα τῆς ἐν τούτῳ, ὅμως δύναμις ἔστιν ἐν αὐτῷ, καὶ τοῦτο δῆλον· ἔχει γὰρ καὶ τὸ φῶς ἐκ τοῦ ἡλίου.

γνώριμον δὲ τοῦτο ἐκ τῶν προσνεύσεων καὶ τῶν σχηματισμῶν τῶν γινομένων κατὰ τὰς διαστάσεις τοῦ ἡλίου. καθὸ γὰρ μέρος προσνένευκε τῷ ἡλίῳ, κατ᾽ ἐκεῖνο ἀεὶ τὸ φῶς αὐτῆς ὑφίσταται. εἰ τοίνυν ἔχει τὸ φῶς ἐκ τοῦ ἡλίου – θερμὸν δὲ τοῦτο –, ἔχει δὲ καὶ ὑγρασίαν.

τί δήποτε, θερμοῦ τε ἅμα ὄντος καὶ ὑγροῦ τοῦ ταύτης φωτός, βαρύνονται τὰς κεφαλὰς οἱ ἐν τούτῳ καθεύδοντες; ἦν γὰρ ἀκόλουθον τὸ ἀνάπαλιν γίγνεσθαι χαλωμένης τῆς κεφαλῆς διά τε τὴν θερμότητα καὶ ὑγρότητα· ἑκάτερον γὰρ αὐτῶν χαλαστικόν.

ἢ τοῦτο συμβαίνει τρόπον πληγοειδῆ ἐπὶ τῶν καθευδόντων προσπίπτοντος τοῦ φωτός, διὰ τὸ συμπεπλέχθαι βαρύτητι τῇ ἐκ τῆς ὑγρότητος, ὥσπερ ἐπὶ τῶν μετ᾽ ἐπιρράξεως κρουνιζομένων;

ἐπὶ γὰρ τούτων, διὰ τὴν ἐπίρραξιν, πληγοειδεῖς γίνονται αἱ ἐπίρροιαι, ὡς σφήνωσιν μᾶλλον ἢ ἀραίωσιν γίνεσθαι. οὕτως οὖν συμβαίνει καὶ τοῦ φωτὸς τῆς σελήνης μετὰ βαρύτητος προσπίπτοντος διὰ τὴν εἰρημένην αἰτίαν, σφήνωσιν ἢ βαρύτητα γίνεσθαι, συνεργούσης πως τῆς ἐκ τοῦ ὕπνου πυκνώσεως.

(25) Weshalb werden diejenigen, die im Mondlicht wach sind, obwohl sie lange in einem solchen Zustand verweilen, davon überhaupt nicht beeinträchtigt, während die Schlafenden ihren Kopf blockiert sehen?

Man hat nämlich beobachtet, dass diejenigen, die im Mondlicht schlafen, das ja Wärme und Feuchtigkeit besitzt, unter Schweregefühl auf dem Kopf leiden. Auch wenn wir nicht der Hitze seines Lichts ausgesetzt sind, hat es doch seine eigene Energie; und das ist klar: Es erhält ja sein Licht von der Sonne.

Erkennbar wird dies wird aber auch durch die Schiefen und Konfigurationen (der Gestirne) in Abhängigkeit von der Entfernung der Sonne. Der gleiche Teil, der dem Licht der Sonne ausgesetzt ist, ist auch immer dem Licht des Mondes ausgesetzt. Wenn es stimmt, dass er Licht von der Sonne erhält – und das ist warm –, erhält er auch Feuchtigkeit.

Was also? Hat derjenige, der im Mondlicht einschläft, einen schweren Kopf, weil das Licht des Mondes sowohl warm als auch feucht ist? Das Gegenteil sollte ja der Fall sein, wenn sich der Kopf aufgrund der Wärme und der Feuchtigkeit entspannt; in der Tat wirkt jedes dieser beiden Elemente entspannend.

Oder geschieht dies auf eine Art von Schlag gegen die Schlafenden, wenn das Licht auf sie fällt, wegen der Anfüllung mit der Schwere aus der Feuchtigkeit, weil Schwere und Feuchtigkeit zusammenkommen, wie wenn sie sich durch einen Riss ergießen?

Auf ihnen fließen nämlich durch den Riss die Ströme wie Schläge, so dass es eher zu einer Blockade als zu einer Verdünnung kommt. Wenn nun die Strahlen des Mondes aus dem oben genannten Grund auf die Schwere treffen, kommt es zu einer Blockade oder Schwere, wobei die durch den Schlaf verursachte Verdichtung etwas dazu beiträgt.

(26) διὰ τί οἱ μὲν ἠρέμα μὲν τῇ κινήσει χρώμενοι, κἂν ἔχωσι βαρυτέρας τὰς κεφαλὰς πρὸ τῆς κινήσεως, κουφίζονται ταύτας μετὰ τὴν κίνησιν, οἱ δὲ μετὰ δρόμου κινούμενοι καὶ μὴ πρότερον ἀντιλαμβανόμενοι βαρύτητος, μετὰ τὴν κίνησιν βαρύνονται τὰς κεφαλάς;

ῥητέον ὅτι ἐπὶ μὲν τῶν ἠρέμα τῇ κινήσει χρωμένων συμβαίνει ἠρέμα τὴν ὕλην τὴν περὶ κεφαλὴν γεγονυῖαν ἀποσυλᾶσθαι καὶ χωρῆσαι ἐπὶ τὰ κάτω μέρη· ἐπὶ δὲ τῶν ἐπιτεταμένῃ χρωμένων τῇ κινήσει, καὶ ἀνταποπάλσεις γίνονται, ὅθεν αἱ φερόμεναι ἐπὶ τὰ κάτω μέρη ὕλαι πάλιν ἀναπέμπονται ἀνταποπάλσεως γενομένης· ὥσπερ ἔχει ἐπὶ ῥιπτουμένων ἐπὶ τὸ ἔδαφος στρογγύλων τινῶν. ἐνταῦθα γάρ, εἰ μὲν ἠρέμα τις ἀφῇ ἐπὶ τοῦ ἐδάφους, μένει καὶ οὐκ ἀντιπάλλεται. εἰ δέ τις μετὰ σφοδρότητος ῥίψει ταῦτα, πάλιν φέρεται ἐπὶ τὸ ἄνω, ὡς ἐστιν ἐπὶ τῶν σφαιρῶν ἰδεῖν· τὸ αὐτὸ δὴ συμβαίνει καὶ ἐπὶ τῶν τρεχόντων, πάλιν οὕτω τῆς ὕλης ἐπὶ τὰ ἄνω φερομένης μετὰ ἀντιτυπίας. καὶ ὅτι συμβαίνει καὶ ἐν τῇ βιαίᾳ κινήσει καὶ τὸ πνεῦμα ἐπέχεσθαι καὶ ἐντείνεσθαι, ὡς καὶ διὰ τοῦτο τὴν σωτηρίαν μὴ γίνεσθαι.

(27) διὰ τί αἱ ἐπ' εὐθείας κινήσεις οὐ ποιοῦσιν ἰλίγγους, αἱ δὲ κυκλικαὶ τοῦτο ποιοῦσι, καὶ ἐπὶ τοσοῦτον, ὥστε οἴεσθαι καὶ πάντα συμπερικινεῖσθαι τὰ ἐκτός;

ὅτι, ῥητέον, αἱ μὲν ἐπ' εὐθείας γινόμεναι κινήσεις οὐ κωλύουσι γίνεσθαι τὴν διαπνοὴν τῆς ὕλης· αἱ δὲ κυκλικαὶ οὐκ ἐῶσι γίνεσθαι τὴν διαπνοήν, σφοδρότερον προσπίπτοντος τοῦ ἀέρος καὶ κωλύοντος γίνεσθαι ταύτην. ὁμοίως δὲ τῇ γενομένῃ κινήσει συμβαίνει καὶ τὰς ἐν ἡμῖν ὕλας κινεῖσθαι κυκλικῶς· συμφερόμεναι γὰρ τῷ σώματι καὶ μὴ δυνάμεναι διαπνεῖσθαι διὰ τὴν εἰρημένην αἰτίαν, καὶ παυσαμένου τοῦ τῆς κινήσεως αἰτίου, αἱ ὕλαι κινοῦνται κυκλικῶς.

(26) Weshalb haben diejenigen, die sich mäßig bewegen, zuerst ein Gefühl der Schwere im Kopf, verspüren danach aber eine Leichtigkeit im Kopf, während diejenigen, die laufen, obwohl sie vor der Bewegung keine Anzeichen von Schwere verspüren, danach von einem Gefühl der Schwere im Kopf betroffen sind?

Zu sagen ist, dass bei denjenigen, die sich mäßig bewegen, die Materie aus der Kopfregion allmählich zu den unteren Teilen hinabsteigt. So wie es bei denjenigen, die sich gewaltsam bewegen, Rückwirkungen gibt, wodurch die Materie, die sich nach unten bewegt, durch die Wirkung eines Schlags wieder nach oben zurückkehrt, so geschieht das auch mit bestimmten runden Gegenständen, die auf den Boden fallen. Hier bleiben sie nämlich stehen und springen nicht hoch, wenn man sie langsam zu Boden fallen lässt; wenn man sie aber mit Kraft wirft, springen sie wieder hoch, wie man bei Bällen sehen kann. Dasselbe geschieht mit den Läufern: Die Materie bewegt sich wieder mit Rückwirkung nach oben. Und in der heftigen Bewegung wird sogar der Atem (Pneuma) zurückgehalten und gezwungen, so dass es deshalb keine Rettung gibt.

(27) Weshalb verursachen geradlinige Bewegungen keinen Schwindel, kreisförmige hingegen schon, und zwar so sehr, dass man das Gefühl hat, alle äußeren Objekte würden sich gemeinsam bewegen?

(Das ist so,) weil, wie zu sagen ist, Bewegungen in einer geraden Linie die Transpiration von Materien nicht verhindern, während kreisförmige Bewegungen dies nicht zulassen, da sie die Luft vehement belasten und die Transpiration hemmen. Nicht anders als die Bewegung des Körpers bewegt sich auch die Materie in uns auf kreisförmige Weise. Da sie sich mit dem Körper bewegt, kann sie aus dem oben genannten Grund nicht schwitzen, und wenn die Ursache der Bewegung wegfällt, bewegt die Materie sich kreisförmig.

καί ἐστιν αὐταῖς ἡ τοιαύτη κίνησις παρὰ φύσιν ἀντίληψις· οἷον οἱ ἰκτεριῶντες τῶν ἐκτὸς ἀντιλαμβάνονται χρωμάτων, κατὰ τὸ πάθος τὸ περὶ τοὺς ὀφθαλμούς· ὁμοίως οἱ ὑποσφάγματα ἔχοντες ὑπέρυθρα πάντα νομίζουσιν· οὕτως ἔχει ἐν τῇ κυκλικῇ κινήσει, οἰομένων πάντα ἐπιδινεῖσθαι· τῶν γὰρ περὶ τὰς ὄψεις ὑλῶν ἔτι κυκλικῶς δινουμένων, συμβαίνει κατὰ τοῦτο τὸ πάθος καὶ τὴν ἀντίληψιν γίνεσθαι.

τοῦτο κατάδηλον, ὅτι ὀφθαλμὸς ὑγρὰ περιέχει· τό τε ὑδατῶδες, ἀφ' οὗ τὸ δάκρυον, καὶ τὸ κρυσταλλοειδὲς καὶ τὸ ὑαλοειδές· ἅπαντα δὲ ταῦτα ὑγρά, διαυγῆ καὶ λευκανθίζοντα ὑπάρχει. πρὸς τούτοις δηλονότι ὁ πρῶτος χιτὼν λευκός ἐστι· διὸ λεπτοποιεῖται κατὰ μέσον τὸν ὀφθαλμόν, καθὸ φαίνεται μέλας· οὐ τοιοῦτος δὲ τῇ χρόᾳ, ὥς φαμεν, ὑπάρχει, ἀλλὰ πᾶς διαυγὴς καὶ κατὰ τοῦτο τὸ μέρος.

γνώριμον δὲ καὶ τοῦτο, ὅτι ὁ δεύτερος μέλας ὢν χιτὼν τῇ φύσει, ὑπέστρωται τῷ κερατοειδεῖ οὐ κατὰ πᾶν μέρος, ἀλλ' ἔχει τινὰ τρῆσιν περιφερῆ, καθὸ δὴ φαίνεται ἡ κόρη. ἐκ τούτων οὖν ἁπάντων ἀναφαίνεται ἡ ζήτησις.

(28) διὰ τί ἡ τοῦ κερατοειδοῦς λεγομένου χιτῶνος, ὃς μόνος σκέπει τὴν κόρην, λευκοῦ ὑπάρχοντος, καὶ τῶν ὑποκειμένων οὐκ ὄντων μελάνων τῇ φύσει, ἡ κόρη μέλαινα φαίνεται;

καὶ οἱ μὲν τῷ πλήθει τοῦ ὑγροῦ ἀνατιθέασι τὴν αἰτίαν, ὡσὰν πολλοῦ ὄντος τοῦ ὑποκειμένου ὑγροῦ, καὶ ἀεὶ ἐν τῇ διαδύσει τῶν ἐξ ἡλίου προσπιπτουσῶν ἀκτίνων ἀτονουσῶν καὶ μὴ δυναμένων διὰ τοῦτο καταλαμβάνειν τὸ ὑποκείμενον ὡς ἔχει φύσεως, ἀλλ' ἀντιλαμβανομένων ὡς μέλανος τοῦ ὑποκειμένου· μέλαν γάρ φασι φαίνεσθαι τὸ βαθὺ ὕδωρ. ἐλέγχονται δὲ οὗτοι οὐ συγχωρουμένου εὐθέως τοῦ εἶναι πλῆθος τὸ ὑποκείμενον ὑγρόν· ὀλίγον γὰρ τοῦτο καὶ περιγραφῇ ὑπάρχων τυγχάνει.

Und es gibt für sie die derartige Bewegung eine widernatürliche Wahrnehmung. So nehmen Gelbsüchtige äußere Farben entsprechend dem Leiden wahr, das ihre Augen befallen hat; ähnlich halten diejenigen, die Blutergüsse (im Auge) haben, alles für rötlich. So geschieht es auch bei der Kreisbewegung, bei der sie glauben, dass sich alles dreht. Da sich die Materie nämlich auch in den Augen kreisförmig bewegt, kommt es, dass aus diesem Erleben auch die Wahrnehmung geschieht.

Es ist sehr klar, dass das Auge Flüssigkeiten enthält: die wässrigen, aus denen sich die Tränen bilden, die kristallinen und den Glaskörper; alle diese Flüssigkeiten sind transparent und weißlich. Offensichtlich ist die erste Membran dann weiß; sie verjüngt sich zur Mitte des Auges hin, weshalb sie schwarz erscheint. Was die Farbe betrifft, so ist sie – wie wir gesagt haben – nicht als solche zu erkennen, sondern sie ist ganz durchsichtig, auch an diesem Teil.

Erkennbar ist auch, dass die zweite Membran, die von Natur aus schwarz ist, unter der Hornhaut(-Membran) liegt, aber nicht entlang des gesamten Teils, denn sie hat ein rundes Loch, durch das die Pupille sichtbar ist. Aus all diesen Argumenten ergibt sich nun die (folgende) Frage.

(28) Weshalb erscheint die Pupille schwarz, obwohl die sogenannte Hornhaut-Membran, die allein die Pupille bedeckt, weiß ist und die darunter liegenden Teile von Natur aus nicht schwarz sind?

Die einen führen die Ursache auf die Fülle der Flüssigkeit zurück, so als ob Flüssigkeit im unteren Teil reichlich vorhanden wäre und es ihr immer an Kraft mangelt, wenn sie vorbeigeht, und sie ihn deshalb nicht aufhalten kann, weil die unten liegende (Flüssigkeit) schwarz ist; man sagt ja, dass das tiefe Wasser schwarz erscheint. Allerdings wird ihnen widersprochen, wenn sie nicht zustimmen, dass die zugrunde liegende Flüssigkeit reichlich ist; sie ist ja gering und umschrieben.

ἕτεροι δέ φασιν ὅτι τοῦτο δοκεῖ γίνεσθαι κατ' εὐθὺ τοῦ ὀφθαλμοῦ στενοῦ πόρου ὑπάρχοντος καὶ ἀεὶ εἰς στενὸν λήγοντος διὰ τὸ διαβαίνοντα μέχρι βάσεως ἐγκεφάλου ἀεὶ στενοῦσθαι, καὶ τὰς προσπιπτούσας ἀκτῖνας συστέλλεσθαι, οἱονεὶ πειρωμένας τὸ βάθος τοῦ ὑποκειμένου πόρου κατοπτεύειν· καὶ οὕτω τῆς συστολῆς γινομένης τῶν ἀκτίνων διὰ τὴν στενότητα, συμβαίνει μέλαν τὸ ὑποκείμενον φαίνεσθαι.

καὶ ὑποδείγματι χρῶνται τῷ ἐκ συρίγγων· φασὶ γὰρ ὅτι ὥσπερ ἐπὶ τούτων <ὁ> ἐμπεριεχόμενος ἀὴρ φαίνεται σκοτεινός, οὐ μόνον διὰ τὸ μῆκος τῆς σύριγγος, ἀλλὰ καὶ διὰ τὴν στενότητα μάλιστα, οὕτω κἀπὶ τῆς κόρης ἔχει, τοῦ ὑποκειμένου κατ' εὐθὺ τοῦ τρήματος πόρου στενοῦ ὑπάρχοντος.

δείκνυται δὲ τοῦτο ψεῦδος ἀπὸ τοῦ ἐπὶ τῶν νεκρῶν, συμπίπτοντος τοῦ εἰρημένου πόρου, ὅμοιον κατὰ τὸ χρῶμα ὑποπίπτειν τὴν κόρην· τοῦτο γὰρ τετήρηται, ὅτι ἐπὶ μὲν ἐμψύχων ἐν διαστάσει ἐστὶν ὁ εἰρημένος πόρος, καὶ τοῦτο κατελήφθη ἐκ τῶν προσφάτως ἀνατμηθέντων καὶ ἔτι οἱονεὶ ἐμπλεόντων ἐπὶ τῶν νεκρῶν, οὐχ ὅτι τῶν προσφάτων τελευτησάντων, ἀλλὰ τῶν ἤδη ἐχόντων σύμμετρον χρόνον, ὅτι ἐν συμπτώμασι γίνεται ὁ πόρος. εἰ δὲ ἦν μὲν στενότης ἡ ἐν τῇ διαστάσει τοῦ πόρου αἰτία τοῦ φαίνεσθαι μελαίνην ταύτην ἐπὶ τῶν ζώντων, ἐχρῆν ἐπὶ δὲ τῶν τελευτησάντων, συμπτώσεως γενομένης, λευκὸν φαίνεσθαι τοῦτο τὸ μέρος.

ἕτεροι δ' αἰτίαν φασὶ τὴν ἀνταύγειαν τοῦ ῥαγοειδοῦς καὶ τὴν ἀντανάκλασιν· μέλας γὰρ οὗτος ὑπάρχων ἐπισκιάζει τὸ κρυσταλλοειδές, καὶ τῆς αὐτοῦ ἐπισκιάσεως γίνεται ἡ ἀντανάκλασις ἐκ τοῦ γινομένου ὑγροῦ εἰς τὰς ἡμετέρας ὄψεις μέλαινα ὑπάρχουσα, καὶ οὕτως ἡμῖν φαντασία παρέχεται, ὡς οὔσης μελαίνης τῆς κόρης.

τούτοις δὲ καὶ Σωρανὸς συγκατατίθεται, ὡς γνῶναι ἔστιν ἐκ τοῦ Ὀφθαλμοῦ. τοιαύτη μὲν καὶ διὰ τῶν τὴν ἀνταύγειαν λεγόντων δόξα· οὐ πάνυ δὲ καλῶς ἑρμηνεύεται, τί ποτ' ἐστὶν ἡ ἀνταύγεια. γίνεται δὲ αὕτη ἢ καθ' ὑπόστασιν, ἢ ἔμφασιν·

Die anderen behaupten, dies geschehe, weil sich direkt zum Auge hin ein schmaler Gang (Pore) befindet, der immer in einen engen Raum mündet. Wenn man in den tiefsten Teil des Gehirns vordringt, wird er immer schmaler und die einfallenden Strahlen werden konzentriert, als ob man versuchen würde, die Tiefe des darunter liegenden Gangs zu erkunden. Da sich die Strahlen also auf den begrenzten Raum konzentrieren, erscheint die Membran schwarz.

Als Beispiel verwenden sie die Hirtenflöten (Syrinx): Sie sagen, dass die Luft in den Hirtenflöten dunkel erscheint, nicht nur wegen der Länge der Hirtenflöte, sondern vor allem wegen des begrenzten Raums, und dass dies auch in der Pupille der Fall ist, da der Gang darunter eng ist und direkt auf das Loch gerichtet ist.

Dies erweist sich bei der Betrachtung von Leichen als falsch, denn trotz der Verengung des erwähnten Gangs ist die Pupille von ähnlicher Farbe. Man hat nämlich beobachtet, dass sich dieser Gang bei Lebenden ausdehnt, und man hat an kürzlich sezierten Körpern und an beinahe noch schwimmenden Leichen festgestellt, dass sich der Gang bei Menschen, die nicht vor kurzem, sondern schon seit einiger Zeit verstorben sind, in einem Zustand der Kontraktion befindet. Wenn nun die Schrumpfung des Gangs während seiner Ausdehnung die Ursache dafür ist, dass die Pupille bei den Lebenden schwarz erscheint, müsste dieser Teil bei den Toten weiß erscheinen, da er kollabiert ist.

Andere weisen auf die Ursache in der Transparenz der Aderhaut und in der Reflexion hin: Die schwarze Membran verdunkelt den Glaskörper, und von diesem undurchsichtigen Glaskörper wird die Reflexion aus der entstandenen Flüssigkeit, die schwarz ist, auf unsere Augen übertragen. So erscheint für uns das Bild so, als sei die Pupille schwarz.

Auch Soranos stimmt dem zu, wie sich aus seiner Schrift *Ophthalmos* (Auge) ableiten lässt. Das ist die Meinung derjenigen, die behaupten, dass Transparenz die Ursache ist; es ist jedoch nicht klar, was Transparenz ist. Sie entsteht entweder

καθ' ἑκάτερον δὲ τούτων ἀκολουθείτω ἡμῖν ὑγιὲς τὸ λέγειν αἰτίαν τὴν ἀνταύγειαν, οἷον ἐπινοήσωμεν οἶκον πανταχόθεν περιεστεγασμένον, μικρὰν οὖν τι τρυμαλιὰν ἐξ ἑνὸς τοίχου, ὥστε δύνασθαι δι' ἐκείνης εἰσβάλλειν τὴν ἀκτῖνα τοῦ ἡλίου. εὔδηλον ὅτι ἡ μὲν σκιὰ πᾶσα ἐκεῖσε καθ' ὑπόστασιν· αὕτη γὰρ οὐκ ἀφανίζει τὸ περὶ τὴν εἰσβάλλουσαν ἀκτῖνα λαμπρόν, ἀλλὰ κἂν ᾖ λεπτή τις ἐμπεσοῦσα ἀκτίς, μέν<ει> ἔχουσα τὸ φαιδρόν.

εἰ τοίνυν καὶ ἐπὶ τοῦ ὀφθαλμοῦ τῆς ἐπισκιάσεως αἴτιος γίνεται ὁ ῥαγοειδής, οὗτος δὲ οὐ πάντῃ ἐστὶ συνεχής, ἀλλ' ἔχει τινὰ τρῆσιν, ὡς ἔφαμεν, ἐν τῷ μέσῳ τοῦ ὀφθαλμοῦ, ἐχρῆν κἂν δι' ἐκείνης τῆς τρήσεως λευκὸν ὑποπίπτειν τὸ ὑγρὸν καὶ οἷόν ἐστιν, ὥσπερ τὴν ἐπίκλασιν αἰτίαν εἶναι τοῦ οὕτως ἡμῖν φαίνεσθαι τὴν κόρην, οἷον τὴν ἐκπεπορευμένην ἀφ' ἡμῶν ἀπόρροιαν τοῦ ὀφθαλμοῦ, καὶ πάλιν ἀνακλωμένην, καὶ προσπίπτουσαν τῇ ἡμετέρᾳ ὄψει κατὰ μέλαν, καὶ ὄντως ἡμᾶς εἰς φαντασίαν ἄγουσαν ὥστε οἴεσθαι μέλαιναν εἶναι τὴν κόρην.

ῥητέον οὖν ὅτι εἰ ἡ τῶν ἀπορροιῶν ἀντανάπλασις τούτου διὰ ταύτην τὴν αἰτίαν γίνεται, ἐχρῆν τὰς ἀπορροίας ταῖς ὄψεσι τὰς περιπιπτούσας τῷ μέρει ἐκείνῳ καθ' ὃ ἡ κόρη ὑπόκειται, καταλαμβάνειν λευκότερον τὸ μέρος ἐκεῖνο διὰ τὸ εἶναι λευκὰ τὰ ὑποκείμενα ὑγρὰ καὶ τὸν περιέχοντα χιτῶνα· ὁμοίως δὲ καὶ ἐν τῇ ἀνακλάσει τὰς κατὰ τὴν ἀνάκλασιν προσπιπτούσας ἀπορροίας τῇ ἡμετέρα κόρῃ καταλαμβάνειν αὐτὴν ὁμοίως λευκοτέραν. μᾶλλον οὖν πιθανὸν δοκεῖ τὸ τῇ ἐξαλλαγῇ τῶν ὑποκειμένων ὑγρῶν ἀνατιθέναι τὴν αἰτίαν, καὶ τῇ τούτων ἐπισυνθέσει, συνεργουμένης καὶ τῆς στενότητος τοῦ πόρου εἰς τοῦτο· οἷον εἰ καὶ δοκεῖ εἶναι ἕκαστον τῶν ὑγρῶν διαυγές, ὅμως <ἐκ τῆς> ἐπ' ἄλληλα συνθέσεως αὐτῶν ἀμαυροῦται τὸ διαυγές, οἷον τὰ διαυγῆ φασι μὴ ἔχειν χρῶμα, ὥσπερ ὕελον καὶ τὰς ἐκ τῶν κεράτων κτηδόνας, καὶ ὅσα τοιαῦτα. ταῦτα δὲ οὐ παντάπασίν ἐστιν ἄχροα, ἀλλ' ἔχει χρῶμα, ἀμαυρὸν μέν, ὅμως ἔχει, καὶ πολλάκις ἐκ τῆς ἐπ' ἄλληλα συνθέσεως ἀμαυροῦται τὸ διαυγές, ὥσπερ

durch Akkumulation oder durch Reflexion; in beiden Fällen wäre es logisch zu sagen, dass Transparenz die Ursache ist. Man stelle sich etwa einen Raum vor, der komplett geschlossen ist und bei dem nur eine Wand ein kleines Loch hat, so dass hier Sonnenstrahlen eindringen können. Es ist offensichtlich, dass hier der gesamte Schatten durch eine Akkumulation gebildet wird. Dennoch verdunkelt dies nicht den Glanz, der den Strahl umgibt, sondern, wie schwach ein einfallender Strahl auch sein mag, er erhält die Ausstrahlung aufrecht.

Wenn also die Aderhaut auch eine Verdunkelung im Auge verursacht und nicht überall durchgängig ist, sondern, wie wir sagten, ein Loch in der Mitte des Auges aufweist, sollte die Flüssigkeit durch dieses Loch weiß erscheinen, und es ist möglich, dass die Reflexion die Ursache dafür ist, warum uns die Pupille so erscheint, und zwar genau deshalb, weil der Strom, der aus unseren Augen kommt und wieder reflektiert wird, unserem Auge schwarz erscheint und uns tatsächlich zu der Vorstellung bringt, dass die Pupille schwarz ist.

Zu sagen ist nun, dass, wenn die Neuformierung seiner Flüsse aus diesem Grund stattfindet, es so sein müsste, dass die Ausflüsse, die in den Augen in dem Teil erscheinen, an dem die Pupille unten liegt, den Teil weißer machen, denn weiß sind die Flüssigkeiten unten und die Membran, die sie umhüllt. Auch bei der Reflexion sollten die Strahlen, die auf unsere Pupille treffen, sie durch den gleichen Effekt weißer machen. Es ist nun überzeugender, die Ursache auf die Veränderung der zugrunde liegenden Flüssigkeiten und deren Kombination zurückzuführen, wozu die Enge der Pupille beiträgt. Auch wenn jede Flüssigkeit transparent zu sein scheint, ist es doch die Kombination von ihnen, welche die Transparenz betäubt – genauso wie man sagt, dass Glas, Hornfäden und dergleichen nicht transparent sind. Solche Dinge sind nicht gänzlich farblos, sondern haben eine Farbe, zwar eine schwache, aber sie haben eine; oft wird die Transparenz durch die Kombination der Säfte zwischen ih-

ἔστιν ἰδεῖν ἐπὶ τῶν λεπτῶν ἄγαν ὑμένων καὶ διαυγῶν· εἰ γάρ τις τούτους συνθείη ἐπ' ἀλλήλους, ἀμαυροῦται ἡ διαύγεια αὐτῶν.

οὕτως οὖν συμβαίνει καὶ ἐπὶ τῶν ὀφθαλμῶν, διάφορα ὄντα τὰ ὑγρὰ καὶ διαυγῆ ὅμως, ἀμαυροῦσθαι τὸ διαυγὲς αὐτῶν ἐκ τῆς συνθέσεως. συνεργεῖ δὲ καί, ὡς ἔφαμεν, ἡ στενότης· διὰ γὰρ τοῦτο ὥσπερ συστέλλειν τὸ πνεῦμα τὸ ὁρατικὸν ἀναγκαζόμεθα, ὥστ' ἐπιβάλλειν τῷ ὑποκειμένῳ· τοῦτο γὰρ πάσχομεν, ἐπειδὰν μάλιστα μικρόν τι ἢ στενὸν κατιδεῖν βουληθείημεν. εἰ δὲ λευκὸν μέν ἐστι τὸ διακριτικὸν ὄψεως, μέλαν δὲ τὸ συγκριτικὸν ὄψεως, εὔδηλον ὅτι, συγχύσεως καὶ οἱονεὶ συγκρίσεως γινομένης, ἐκ τῆς περὶ τὸ πνεῦμα στενότητος συμβαίνει μέλαν φαίνεσθαι τὸ ὑποκείμενον.

(29) διὰ τί τοῖς ὑποθλίψασι τοῦ ὀφθαλμοῦ ἤτοι τὸ ἄνω ἢ τὸ κάτω βλέφαρον συμβαίνει διπλᾶ φαίνεσθαι τὰ ὑποκείμενα, τοῦτο δὲ κἀν τοῖς μέθῃ κοινωνήσασι μάλιστα συμβαίνει λίαν;

ἢ ὅτι ἐπειδὴ μερίζεσθαι συμβαίνει τὸ ὁρατικὸν πνεῦμα, καὶ τοῦτο μὴ συμβαίνει δίχα τοῦ ὑποθλίψαι; ἐν τῷ ὁρᾶν κοινῶς τὸ ἐξ ἀμφοτέρων πνεῦμα, ἂν ἐπιβάλλῃ τῷ ἐκτὸς ὑποκειμένῳ· ἐν δὲ τῷ ὑποθλίβειν τὸν ἕτερον ὀφθαλμὸν οὐκ ἔτι κοινῇ ἐπιβάλλουσι τῷ ὑποκειμένῳ, ἀλλὰ μεμερισμένως ἕκαστος ὀφθαλμὸς ἰδίᾳ.

καὶ τοῦτό ἐστι καταλαβεῖν, εἰ βούλοιτό τις, οὕτω· παρακειμένου γὰρ ἔτι τοῦ ὑποθλίβοντος δακτύλου τὸν ὀφθαλμόν, εἴ τις τὸν ἕτερον τούτων, τοῦτ' ἐστι τὸν μὴ θλιβόμενον, ἐπιμύσει προσενέγκας τὴν χεῖρα, οὐκ ἔτι φαίνεται διπλᾶ, καίτοι τῆς παραθλίψεως ἐπιγινομένης· οὕτως ἄρα αἴτιος ὁ μερισμὸς τοῦ πνεύματος τῆς τοιαύτης ἀπάτης, ὥσπερ καὶ ἐπὶ τῶν μεθυσθέντων πολλαπλασίονα θεωρεῖται τὰ ὑποκείμενα.

nen getrübt, wie man bei sehr dünnen und transparenten Membranen sehen kann. Würde man sie miteinander kombinieren, würde ihre Transparenz dunkel.

So nun kommt es, dass in den Augen die verschiedenen – wenn auch jeweils transparenten – Flüssigkeiten ihre Transparenz durch ihre eigene Kombination verlieren. Eine gewisse Beschränktheit trägt ebenfalls dazu bei. Daher sind wir beinahe gezwungen, das zum Sehen führende Pneuma zusammenzuziehen, so dass es auf den darunter liegenden Teil einwirkt. Das geschieht uns, wenn wir etwas besonders klein oder eng sehen wollen. Wenn also Weiß das ist, was für das Auge unterscheidbar ist, und Schwarz das, was nicht unterscheidbar ist, dann ist es klar, dass, wenn die Vermischung (*synchysis*) auftritt und sich beinahe vereint, der untere Teil aufgrund der Enge, die das Pneuma umhüllt, schwarz erscheint.

(29) Weshalb erscheinen jemandem, der das obere oder untere Augenlid zusammengedrückt hat, die Gegenstände doppelt, was besonders denen geschieht, die übermäßig betrunken sind?

(Ist das etwa so,) weil sich das zum Sehen führende Pneuma teilt, was nur bei einer Kompression der Fall ist? Wenn die Augen zusammen sehen, nähert sich das zum Sehen führende Pneuma, das von beiden ausgeht, dem äußeren Objekt. Aber wenn das andere Auge von unten gedrückt wird, nähern sie sich dem Objekt nicht mehr gemeinsam, sondern getrennt, jedes Auge für sich.

Und das kann man, wenn man will, so verstehen: Wenn man den Finger so hält, dass er Druck auf das Auge ausübt, und wenn man die Hand darüber legt, wird das andere Auge – also das nicht zusammengedrückte – geschlossen, und die Doppelbilder verschwinden, obwohl der Druck vorhanden ist. Die Trennung des Pneuma ist also als Ursache dieser trügerischen Vision zu betrachten; ebenso scheinen sich für Betrunkene die Objekte zu vermehren.

(30) διὰ τί ἐν μὲν τοῖς ὕδασιν ὄντες οὐκ ἀντιλαμβανόμεθα τῆς φωνῆς, διὰ δὲ τοῦ τοίχου ἀντιλαμβανόμεθα, καίτοι στερεωτέρων ὄντων τῶν διειργόντων;

ὅτι ἐν μὲν τοῖς ὕδασιν, ὥσπερ μύσις τις ἀκριβὴς γίνεται, ὡς μὴ ἐνδέχεσθαι τὸν ἀέρα παρεισδύνειν. ἡνίκα δὲ διὰ τῶν τοίχων φθεγγόμεθα, τῷ μὴ ἐγκεῖσθαι τῇ ἀκοῇ τὸ εἶργον, εἰκότως τοῦ εἰς τὸ ἐναντίον ἀέρος πληττομένου καὶ διαδιδομένου διὰ τοῦ ἐμπεριεχομένου ἐν τῷ τοίχῳ, συμβαίνει πλήττεσθαι τὸν πρόσθεν ἀέρα, ὡς ἐκ τούτου γίνεσθαι τὴν ἀντίληψιν τοῦ ῥήματος.

(31) διὰ τί ἐν ταῖς παρακμαῖς τῶν χαλεπῶν νοσημάτων ὡς ἐπίπαν παρωτίδες γίνονται, ἃς καὶ Διοσκούρους τινὲς καλοῦσιν, ὡς ἐπὶ λύσει γινομένας τῶν κακῶν;

ἴσμεν ὅτι ἐν τοῖς χαλεποῖς νοσήμασι ἀνορεξίαι γίνονται· ἤδη δὲ ῥωσθέντες, μᾶλλον ὀρεκτικοὶ γίνονται. καὶ τῆς τροφῆς προσγενομένης πλείονος, κίνησις γίγνεται τῶν γενύων. ἐκ δὲ τῆς διαιρέσεως τῆς κατὰ τὴν μάσησιν γίγνεται φλεγμονή. ἐναποσκηπτούσης δὲ τῆς φλεγμονῆς, ἀποτελοῦνται παρωτίδες.

(32) διὰ τί λοβοὶ ἀπεστραμμένοι τῶν ὤτων ἐν τοῖς νοσήμασι θάνατον σημαίνουσιν;

ἡ αἰτία αὕτη· τοῦ αἵματος ἐναποσβεννυμένου, εἰκὸς περὶ ταῦτα πλείονα ξηρότητα συμβαίνειν, διὰ τὸ τῇ φύσει ξηρὰ καὶ ὀλιγόαιμα εἶναι τὰ μέρη. τοῦτο δὲ γίνεται παραπλησίως τῷ ἐπὶ τῶν ἱμάντων· ὃν γὰρ τρόπον ἐπὶ τούτων ἡ ἔκλειψις τοῦ ὑγροῦ αἰτία τῆς οἱονεὶ κυρτώσεως γίγνεται, τὸν αὐτὸν τρόπον συμβαίνει καὶ ἐπὶ τῶν λοβῶν.

(30) Weshalb nehmen wir unter Wasser die Stimme nicht wie durch Wände wahr, obwohl die Hindernisse zwischen ihnen stärker sind?

(Das ist so, weil) im Wasser eine luftdichte Versiegelung gebildet wird, so dass keine Luft eindringen kann. Wenn wir aber durch Wände sprechen, damit die Ohren nicht behindert werden, kommt es vor, dass sich die Luft, die folgerichtig in die entgegengesetzte Richtung zurückgestoßen wird, in den Zwischenraum der Wand ausbreitet und zurückkehrt; dadurch wird die Wahrnehmung von Tönen bewirkt.

(31) Weshalb treten in der abklingenden Phase akuter Krankheiten in der Regel Parotis-Schwellungen auf, die manche auch »Dioskuren« (helfende Götter) nennen, als seien sie dazu bestimmt, von Übeln zu befreien?

Wir wissen, dass bei schweren Krankheiten Appetitlosigkeit auftritt. Sobald die Patienten jedoch wieder zu Kräften kommen, steigt ihr Verlangen nach Nahrung. Und wenn sie mit reichhaltigerer Nahrung konfrontiert werden, beginnen sie, ihre Kiefer zu bewegen. Wenn sich der Mund zum Kauen öffnet, kommt es zur Geschwulst. Und mit der Verlagerung der Geschwulst entstehen Parotis-Schwellungen.

(32) Weshalb sind hochgezogene Ohrläppchen bei Krankheiten ein Anzeichen für den Tod?

Die Ursache ist folgende: Wenn der Blutfluss aufhört, ist es folgerichtig, dass diese Teile von einer verstärkten Trockenheit befallen werden, da sie von Natur aus trocken und blutarm sind. Etwas Ähnliches geschieht bei Menschen mit Erkrankungen des Zäpfchens. In dem Maß, wie der Flüssigkeitsmangel ein Zusammenziehen des Zäpfchens bewirkt, geschieht dies auch in den Ohrläppchen.

(33) διὰ τί αἱ κυψέλαι φύουσαι πικραί, γλυκεῖαι γίνονται ἐπὶ τῶν ἀπολλυμένων;

ὅτι δεικνύουσι πολλὴν τὴν ἐπὶ τὸ ἐναντίον ἐκ τοῦ κατὰ φύσιν μεταβολήν, μάλιστα τοῦ κριτηρίου τοῦ γλυκέως καὶ τοῦ πικροῦ ἀκριβοῦς ὑπάρχοντος.

(34) διὰ τί ἴονθοι γίνονται περὶ τὸ πρόσωπον κατὰ τὸν καιρὸν τῆς ἀκμῆς, ὅθεν καὶ ἀκμὰς αὐτούς τινες τῶν ἰδιωτῶν προσαγορεύουσιν; οὗτοι οὖν, ὡς ἔφαμεν, γίγνονται περὶ ὅλον μὲν τὸ πρόσωπον, μάλιστα δὲ περὶ τὴν ῥῖνα πλεονάζουσιν.

εὔδηλον οὖν ὅτι ἐκ τῆς αὐξήσεως τοῦ σώματος τοῦτο συμβαίνει· κατὰ γὰρ τοῦτον τὸν καιρὸν πρόσφυσις καὶ πρόσθεσις γίνεται ἐκ τῆς τροφῆς. ἑκάστου δὲ τῶν μερῶν μεταβάλλοντος κατὰ τὴν οἰκείαν δύναμιν τὴν προσχωροῦσαν τροφήν, τὰ περὶ τὸ πρόσωπον μέρη, μάλιστα δὲ τὰ περὶ τὴν ῥῖνα, οὐ δύναται πᾶσαν τὴν χορηγουμένην μεταβαλεῖν εἰς σάρκα· καὶ οὕτω συμβαίνει τὸ πλεονάζον τῆς εἰς αὐτὸ τροφῆς ἐπὶ τὸ ἀλλότριον μεταβάλλεσθαι. ὅτι δὲ αἴτιον τῆς τούτου γενέσεως, ὡς τὸ ὀλιγόσαρκα εἶναι τὰ μέρη, δῆλον ἀπὸ τοῦ ἐν τοῖς χείλεσι μὴ γίγνεσθαι τοὺς ἰόνθους, διὰ τὸ εἶναι σαρκώδη ταῦτα τὰ μέρη.

(35) ζητητέον, δι' ἣν αἰτίαν, ὕδατος ψυχροῦ προσενεχθέντος τῷ μυκτῆρι ἐπὶ αἱμορραγίας μυκτῆρος, αἵματος ῥύσις πλείων γίνεται, καίτοι πυκνωτικοῦ τῇ φύσει ὄντος τοῦ ψυχροῦ;

ῥητέον οὖν ὅτι εὔθρυπτα καθέστηκε τὰ πρὸς τὴν ῥῖνα σώματα καὶ τὰ ἀγγεῖα. συμβαίνει οὖν πυκνώσεως γενομένης, τινὰ μὲν πυκνοῦσθαι καὶ συστρέφεσθαι, τινὰ δὲ διατείνεσθαι.

(33) Weshalb werden die Ohrenschmalze, die von Natur aus bitter sind, bei Verstorbenen süß?

(Das ist so,) weil sie die große Veränderung zeigen, die vom natürlichen Zustand in sein Gegenteil stattfindet, wobei am meisten das Kriterium von süß und bitter bereitsteht.

(34) Weshalb bilden sich am Lebenshöhepunkt Pusteln im Gesicht, die von manchen Laien auch »Gipfel« (*akmai*) genannt werden (Akne)? Diese erstrecken sich, wie gesagt, über das ganze Gesicht, aber besonders um die Nase herum sind sie zahlreich.

Es ist nun ganz klar, dass dies als Folge der Entwicklung des Körpers geschieht. In dieser Zeit manifestieren sich nämlich Assimilation und Wachstum durch die Ernährung in größerem Maß. Da jeder der Teile die ihm zugeführte Nahrung entsprechend seiner eigenen Kraft umwandelt, sind die Teile um das Gesicht und insbesondere um die Nase nicht in der Lage, alle ihnen zugeführten Substanzen in Fleisch umzuwandeln. So kommt es, dass die überschüssige Nahrung dort in etwas Unpassendes umgewandelt wird. Dass die Ursache für die Bildung von Pusteln in dem wenigen Fleisch liegt, das die Stellen bedeckt, zeigt die Tatsache, dass sie nicht auf den Lippen sprießen, weil diese fleischig sind.

(35) Zu erkunden ist, aus welchem Grund nach der Anwendung von kaltem Wasser auf die Nasenlöcher bei einer Blutung ein größerer Blutfluss entsteht, obwohl Kälte von Natur aus verdichtend ist.

Zu sagen ist nun, dass die Schwellungen in der Nähe der Nasenlöcher und der Gefäße zerbrechlich sind. Es geschieht nun, dass sich bei Verdichtung einige von ihnen verdichtet und zusammengedrückt werden, andere aber sich ausdehnen. Je mehr sich nämlich die verdichteten Teile in sich selbst

ὅσῳ γὰρ συστρέφεται πρὸς ἑαυτὰ πυκνούμενα τὰ μέρη, τοσούτῳ τὰ παρακείμενα διατείνεται, ὡς ἐκ τῆς διατάσεως γίνεσθαι ῥῆξιν τῶν παρακειμένων ἀγγείων·

ἢ καὶ ὑποκειμένης ἐπιτηδειότητος πρὸς τὴν ῥύσιν, προσενεχθὲν τὸ ὕδωρ συνδιατίθησι τὸ σῶμα, ὑπομιμνῆσκον ἐκ τούτου γίνεσθαι, καὶ οὕτως ἐπακολουθεῖ τὴν τοῦ αἵματος αἰτίαν ῥύσιν;

(36) διὰ τί ἐπὶ τῶν θυμιωμένων ἀρωμάτων, μᾶλλον ἀντιλαμβάνονται οἱ πόρρω ὄντες τῆς πυρᾶς, ὅθεν ἐπιβέβληται τὰ ἀρώματα, ἤπερ οἱ πλησίον; τίς οὖν ἡ αἰτία;

εὔδηλον ὅτι εὐωδία γίνεται δυναμικωτέρα κατακιρνωμένη τῷ περιέχοντι ἀέρι. οὕτω γὰρ καὶ ὁ ποιητὴς ἔφη·

κνίσση δ' οὐρανὸν ἶκεν ἑλισσομένη περὶ καπνῷ.

καὶ εἰκότως ἀντιληπτικωτέρα γίνεται ἡ εὐωδία τοῖς πόρρωθεν· λεπτυνομένη γὰρ μᾶλλον αἴσθησιν κινεῖ.

(37) διὰ τί δυσχεραίνοντες πολλάκις περὶ τὸν πταρμόν, εἰ προσέχοιμεν τῇ αὐγῇ τοῦ ἡλίου, συμβαίνει εὐοδοῦσθαι τὸν πταρμόν; τίς οὖν ἡ αἰτία;

ὅτι ἡ ἀκτὶς τοῦ ἡλίου προσπίπτουσα τοῖς ἔνδον μέρεσι τῆς ῥινός, καρφίου δίκην ἀνακινεῖ τὸν πταρμόν, διερεθίζουσα τοὺς πόρους.

ἢ ὅτι πταρμὸς γίνεται, πνεύματος ὑποτρέχοντος καὶ ἐρεθίζοντος τὰ μέρη;

ἡ δὲ ἀκτίς, θερμαίνουσα τὰ ἐν τῇ ῥινί, πλέον ἐξατμίζει ταῦτα καὶ συνεργεῖ τῷ πνεύματι. ὅπερ εἰ ἐπικρατέστερον γένοιτο, θᾶττον ἀποτελεῖ τὸν πταρμόν, ἐρεθίσαν τὰ σώματα.

zusammenziehen, desto mehr weiten sich die benachbarten Teile, so dass die benachbarten Gefäße aufgrund der Dilatation reißen.

(Ist das so,) weil wegen der zugrunde liegenden Tauglichkeit für das Ausgießen das Wasser den Körper mit einbezieht und ihn daran erinnert, dass es aus ihm stammt, woraus folgt, dass die Ursache des Blutes das Fließen ist?

(36) Weshalb nimmt derjenige, der weit von dem brennenden Räucherwerk entfernt ist, aus dem die duftenden Dämpfe entweichen, die brennenden Aromen besser wahr als derjenige, der in der Nähe ist? Was ist dann die Ursache?

Es ist ganz klar, dass ein Wohlgeruch stärker wird, wenn er sich mit der Umgebungsluft vermischt. In der Tat sagte der Dichter (Homer, *Ilias* 1,317):

> Dampf stieg zum Himmel, wirbelnd im Rauch.

Und folgerichtig ist der Wohlgeruch für diejenigen, die weiter entfernt stehen, besser wahrnehmbar. In der Tat beeinträchtigt es den Geruchssinn in feinerer Form stärker.

(37) Weshalb ist werden wir oft vom Niesen behelligt, wenn wir unsere Augen dem Glanz der Sonne zuwenden? Was ist nun die Ursache?

(Das ist so,) weil die Sonnenstrahlen in das Innere der Nase eindringen und das Niesen hervorrufen, wie ein Strohhalm, der die Gänge (Poren) reizt.

(Ist das etwa so,) weil das Niesen entsteht, wenn das Pneuma (die Luft) in die Nasenlöcher eindringt und sie kitzelt?

Die Strahlen hingegen erwärmen das Innere der Nase, bewirken eine stärkere Verdunstung und verstärken die Kraft des Pneuma, die, verstärkt durch die Erregung des Teils, den Niesvorgang beschleunigt.

(38) διὰ τί πταρμὸς σπανιάκις γίνεται εἷς καὶ σπανιάκις πολλοί, διότι πταρμοὶ πλεονάκις γίνονται κατὰ δύο;

πρόχειρος οὖν ἡ αἰτία· δύο γάρ εἰσι καὶ οἱ πόροι τῆς ῥινός· καὶ ἐπειδὴ ὁ πταρμὸς γίνεται κατ' ἐκτιναγμὸν πνεύματος, τοῦ ἑνὸς καθ' ἕνα πόρον γενομένου τοῦ πταρμοῦ, συνδιατίθεται καὶ ὁ ἕτερος.

(39) ζητήσειεν ἄν τις, δι' ἣν αἰτίαν ἐπὶ μὲν τῶν κώλων κατάγματος μετ' ἐγκυρτώσεως γενομένου, ἔσωθεν φύεται σὰρξ τοῦ ἀποπρισθέντος ὀστέου οὕτως, ὥστε ἀναπληρῶσαι τὴν μεταξὺ τῶν ὀστῶν στερέωσιν καὶ ἰσοδυναμεῖν τῇ τῶν ὀστέων φύσει· ἐπὶ δὲ τῶν αἰγιλώπων εἰ γένοιτο σύντριψις τοῦ ὀστέου, μένει τὰ μέρη μὴ σαρκοφυοῦντα·

ἢ ὅτι ἐπὶ μὲν τῶν κώλων πλείονά ἐστι τὰ περικείμενα σώματα, καὶ ἄλλως συνέχειαν ἔχει πρὸς ἄλληλα, καὶ οὐκ ἀφέστηκεν ἀλλήλων;

ἐπὶ δὲ τῆς ῥινὸς καὶ ὀλιγόσαρκα τὰ μέρη καὶ συνέχειαν οὐκ ἔχει, καὶ τὴν μεταξὺ κενὴν χώραν.

(40) διὰ τί κρυώδους τοῦ ἀέρος γινομένου, λεπτὸν τὸ ὑγρὸν πάνυ καὶ πολὺ φέρεται διὰ τῶν μυξωτήρων, καίπερ παχυτέρου ὀφείλοντος φέρεσθαι διὰ τὴν ἐκ τοῦ κρύους πῆξιν;

ἐπειδὴ πύκνωσις γίνεται περὶ τὸ πρόσωπον ὑπερβάλλουσα καὶ ὥσπερ κατὰ διήθησίν τινα φέρεται τὸ ὑγρὸν ἀπὸ τῶν παρακειμένων τῇ ῥινί, καὶ συμβαίνει λεπτὸν αὐτὸ εἶναι.

(38) Weshalb niest man selten einmal und selten mehrmals, da doch Nieser meistens zweimal geschehen?

Der Grund dafür liegt nun auf der Hand: Zwei sind die Nasenlöcher. Und so wie der Nieser durch das heftig aus der Nase entweichende Pneuma entsteht, und zwar in einem Gang auf einmal, so folgt der zweite Nieser.

(39) Jemand könnte erkunden wollen, warum sich beim Bruch der Gliedmaßen mit einer Krümmung Fleisch im Inneren des gebrochenen Knochens bildet, so dass die Zwischenräume in den Knochen gefüllt werden und die Knochen von Natur aus die gleiche Konsistenz haben, wohingegen beim Augenwinkelgeschwür (*aigilops*), wenn der Knochen gequetscht wird, die Teile kein Fleisch produzieren.

(Ist das etwa so,) weil die Gliedmaßen ein größeres Volumen haben und außerdem miteinander verbunden und nicht voneinander getrennt sind?

In den Teilen der Nase hingegen, die mager sind, herrscht Kontinuität und es entsteht ein leerer Zwischenraum.

(40) Weshalb tropft bei eisiger Luft eine Flüssigkeit aus den Nasenlöchern, die ganz dünn und reichlich ist, obwohl sie durch die Gerinnung, welche die Kälte verursacht, dichter sein müsste?

(Das ist so,) weil nämlich eine große Gesichtsverstopfung entsteht; aus den Bereichen neben der Nase läuft die Flüssigkeit wie durch einen Durchseiher nach unten: So kommt es, dass sie dünn ist.

(41) διὰ τί προσπταίσματος γενομένου, τὰ μὲν σύνεγγυς οὐ συμπάσχει, τὰ δὲ πολὺ ἀφεστῶτα συνδιατίθεται, οἷον βουβῶνες τοῖς ἐν ποσὶ προσπταίσμασιν;

ὁ οὖν Ἀσκληπιάδης ἐν τῷ Περὶ ἑλκῶν φησιν ὅτι πρὸς τὰ πληττόμενα κατ' ἀρχὰς ἡ ὕλη φέρεται, καὶ φερομένης αὐτῆς, ὅσον μὲν δύναται ὑποδέξασθαι τὰ πεπονθότα μέρη, αὕτη χωρεῖ εἰς αὐτά· πληρωθέντων δὲ τούτων, καὶ μὴ δυναμένων ἐπιδέξασθαι ἕτερον πλῆθος, ἡ φερομένη ὕλη ἐκρέουσα καὶ μὴ ὑποδεχθεῖσα ὑπὸ τῶν μερῶν, ἐφ' ἃ ἠνέχθη, εἶτα φερομένη, ἐὰν ἐπιτύχῃ κοίλων τόπων, μένει εἰς αὐτούς, ὥσπερ καὶ ἐπὶ τῶν ὑδάτων ἔχει. ταῦτα γάρ, ἕως μὲν ἐπ' ἰσοπέδῳ φέρεται, ὁμαλῇ τῇ κινήσει χρῆται· τυχόντα δὲ κοίλων τόπων, μένει εἰς αὐτούς. ταὐτὸν οὖν συμβαίνει καὶ ἐπὶ τῆς φερομένης ὕλης ἐπὶ τὰ πληγέντα. ὅσην γὰρ ὑποδέξασθαι δύναται, αὕτη χωρεῖ εἰς αὐτά· ἡ δὲ λοιπὴ εἰς κοῖλα, καὶ μᾶλλον εἰς ἀραιοπόρους ἐμπίπτει τοὺς βουβῶνας, καὶ διογκοῖ τούτους.

ἔστι μὲν οὖν καὶ αὕτη πιθανὴ ἡ ἀπολογία· αἰτιάσαιτο δ' ἄν τις καὶ τὸ πάνυ εὐπαθὲς τοῦ νευρώδους· τοῦτο γὰρ δι' ὑπερβάλλουσαν εὐπάθειαν, θᾶττον τῶν ἄλλων μερῶν τοῦ σώματος, συμπαθεῖ τοῖς πεπονθόσι μέρεσι. διὰ τοῦτο γοῦν καὶ κατὰ τοὺς ἀδένας χοιράδες συνίστανται περὶ τράχηλον, ἑλκῶν ὄντων περὶ τὴν κεφαλήν. καὶ βουβῶνες ἐν μασχάλῃ, ἑλκῶν περὶ χεῖρα ὄντων.

(42) διὰ τί ἐπὶ τῆς κεφαλῆς, ἐκ μὲν τῶν δεξιῶν μερῶν τῆς μήνιγγος τρωθείσης, τὰ ἀριστερὰ παραλύεται· εἰ δὲ ἐκ τῶν ἀριστερῶν τοῦτο συμβαίῃ, τὰ δεξιὰ τὴν παράλυσιν ὑπομένει;

(41) Weshalb leiden, wenn es zu einem Anstoßen (mit dem Fuß) die benachbarten Bereiche nicht, aber die weit entfernten, etwa die Leistengegend, mit den Anstößen am Fuß?

Asklepiades nun sagt in dem Buch *Über Wunden*, dass die Materie zunächst in die betroffenen Gebiete gebracht wird und, nachdem sie dorthin gebracht ist, dass die leidenden Teile sie in dem Maß aufnehmen können, in dem sie zu ihnen kommt. Aber wenn diese gefüllt sind und auch keine weitere Menge aufnehmen können, fließt die Materie, die herangebracht und nicht von den Teilen aufgenommen worden ist, zu denen sie gebracht worden ist, heraus und wird dann weitergebracht; wenn sie konkave Stellen findet, bleibt sie dort, wie das auch bei Gewässern geschieht. Diese nämlich bleiben, solange sie auf einer ebenen Fläche getragen werden, in gleichmäßiger Bewegung, wenn sie aber zur einer konkave Stelle gelangen, bleiben sie dort. Das Gleiche geschieht nun mit der Materie, die in die betroffenen Gebiete fließt: So viel, wie diese aufnehmen können, so viel strömt in sie hinein. Der Rest geht in die konkaven Teile, insbesondere in die Leistengegend mit ihren nicht eng stehenden Gängen (Poren) und lässt sie anschwellen.

Das ist nun eine überzeugende Rechtfertigung, aber einige könnten dennoch die Überempfindlichkeit der Nerven in Frage stellen. Aufgrund seiner hohen Empfindlichkeit neigen diese nämlich schneller als andere Körperteile dazu, mit den erkrankten Teilen zu leiden. Deshalb bilden sich bei Wunden am Kopf auch Skrofeln entlang der Drüsen am Hals und bei Wunden an den Händen Furunkel unter den Achselhöhlen.

(42) Weshalb wird im Kopf, wenn die Hirnhaut auf der rechten Seite verletzt wird, die linke Seite gelähmt, aber wenn dies auf der linken Seite geschieht, hält die rechte Seite die Lähmung aus?

ῥητέον οὖν ὅτι αἰτία ἡ θέσις τῶν νεύρων. ταῦτα γὰρ τὴν ἔκφυσιν ἔχει ἐκ τῆς βάσεως τοῦ ἐγκεφάλου. κεῖται γὰρ ἐναλλὰξ ἀλλήλοις· τὰ μὲν γὰρ ἀπὸ τῶν δεξιῶν μερῶν τῆς βάσεως ἐκφυόμενα, φέρεται ἐπὶ τὰ ἀριστερὰ μέρη τῆς κεφαλῆς· τὰ δὲ ἀπὸ τῶν ἀριστερῶν μερῶν ἐκφυόμενα, ἐπὶ τὰ δεξιὰ φέρεται μέρη· ὡς τὴν σύνθεσιν αὐτῶν γίνεσθαι ἐναλλάξ· εἰκότως οὖν τρωθέντος τινὸς ἐκ τῶν δεξιῶν μερῶν τῆς μήνιγγος, τὰ ἀριστερὰ παραλύεται· ἐπὶ δὲ τοῦ ἑτέρου, τὸ ἀνάπαλιν.

(43) διὰ τί ἐν τοῖς πολέμοις ἐπὶ τὴν τρῶσιν ἡ πτῶσις γίνεται; τοῦτο γὰρ τετήρηται, ὅτι ἐπὶ τὸ τὴν τρῶσιν ὑπομένον μέρος γίνεται ἡ πτῶσις· οἷον εἰ τύχοι τῆς τρώσεως κατὰ τὰ ἐμπρόσθια μέρη γενομένης, οὐκ ἐπὶ τὰ νῶτα γίνεται ἡ πτῶσις, ἀλλ' ἐπὶ τὰ ἐμπρόσθια.

ῥητέον ὅτι ἐφ' ὃ σκάζει ἡ φύσις, ἐπ' ἐκεῖνο γίνεται ἡ φορά· οἷον, εἰ ἡ φύσις τοῦ σώματος ἐν ἰσορροπίᾳ τινί ἐστι καὶ βούλεται ἐπίσης ἑστᾶναι. εἰ οὖν συμβαίνει τι προσπεσεῖν καὶ κινῆσαι τοῦτο ὥστε σκάσαι, ἐφ' ὃ σκάζει, φέρεται· ὅπερ συμβαίνει καὶ ἐπὶ τῶν κεκλιμένων τοίχων. ἐπὶ γὰρ τούτων, εἰ καὶ ἐκ τῶν ἐναντίων τις ἀντιθεῖναί τι θελήσει, ὥστε ἀντιβῆναι τῇ κλίσει, ὅμως ἐπ' ἐκεῖνο φέρεται, ἐφ' ὃ ἡ κλίσις γέγονε· καὶ μάλιστα, εἰ βιαιοτέρᾳ χρήσαιτο πληγῇ ἐν τῷ ἀντερείδειν.

(44) διὰ τί ἐπὶ μὲν τῶν ζώντων καιομένων, φλύκταιναι ἐπανίστανται, ἐπὶ δὲ τῶν νεκρῶν οὐδαμῶς;

ῥητέον ὅτι ἐπὶ ζώντων σωμάτων καὶ πνεῦμά πως ὑπέσπαρται ἐν ὅλῳ τῷ σώματι, ἐπὶ δὲ τῶν νεκρῶν οὐδαμῶς·

ἢ ὅτι τῶν μὲν νεκρῶν τὰ σώματα ἄθρυπτα καθέστηκε, τῶν δὲ ζώντων τοιαῦτά ἐστιν, ὥστε καὶ περιτένειαν ὑπομένειν καὶ δύνασθαι περιτείνεσθαι; προσενεχθέντος

Zu sagen ist nun, dass die Ursache in der Lage der Nerven zu suchen ist, die ihren Ursprung an der Basis des Gehirns haben. Sie werden nämlich abwechselnd miteinander gekreuzt. Wenn sie von der rechten Seite der Basis ausgehen, werden sie zur linken Seite des Kopfes geführt, aber nach rechts, wenn sie von links kommen, so dass ihre Anordnung X-förmig ist. Es wird nun folgerichtig bei einer Verletzung der Hirnhaut auf der rechten Seite die linke Seite gelähmt; bei einer Verletzung auf der linken Seite die rechte.

(43) Weshalb folgt in Kriegen der Sturz auf die (Seite der) Verletzung? Es wurde ja beobachtet, dass man auf die verletzte Seite fällt: Wenn die Wunde zum Beispiel auf der Vorderseite ist, erfolgt der Sturz nicht auf den Rücken, sondern auf die Vorderseite.

Zu sagen ist, dass dort, wo die Natur ins Stocken gerät, eine Bewegung in diese Richtung stattfindet. Nehmen wir an, der Körper hat von Natur aus ein gewisses Gleichgewicht erreicht und will aufrecht stehen. Wenn nun etwas auf ihn einwirkt, das ihn so erschüttert, dass er schwankt, wird er sich zu dem Teil neigen, der schwankt. Das ist auch bei schiefen Mauern der Fall, die, wenn jemand sie auf der gegenüberliegenden Seite abstützen würde, um der Neigung entgegenzuwirken, sich dennoch auf die Seite neigen würden, zu der die Neigung geschah, vor allem, wenn es beim Abstützen zu heftigen Schlägen käme.

(44) Weshalb entstehen Blasen, wenn man lebendig verbrannt wird, aber überhaupt keine, wenn man tot ist?

Zu sagen ist, dass bei den Lebenden das Pneuma im ganzen Körper verteilt ist, bei den Toten überhaupt nicht.

(Ist das etwa so,) weil die Körper der Toten starr sind, die der Lebenden dagegen so beschaffen sind, dass sie Spannungen ausgesetzt sind und sich dehnen können? Wenn

οὖν τοῦ πυρός, γίνεταί τις ὁλκὴ ὕλης περὶ τὴν ἐπιφάνειαν καὶ ἀποτελεῖ τὰς φλυκταίνας· ἐπὶ οὖν τῶν νεκρῶν σωμάτων αὗται οὐ γίνονται, διὰ τὸ μὴ εἶναι ἐν αὐτοῖς τὸ οὐσιοποιὸν τῆς φλυκταίνης.

(45) διὰ τί μόνος ὁ πταρμὸς ἡμῖν τῆς νυκτὸς οὐ γίνεται κατὰ φύσιν ἔχουσιν, ἢ σπανίως· τὰ δ' ἄλλα, ὡς εἰπεῖν, ἅπαντα καὶ τῆς ἡμέρας καὶ τῆς νυκτός;

ἢ ὅτι ὁ μὲν πταρμὸς γίνεται ὑπὸ θερμοῦ τινος κινήσαντος τὸν τόπον τοῦτον, ἀφ' οὗ γίνεται;

διὸ καὶ ἀνακύπτομεν πρὸς τὸν ἥλιον, ὅταν βουλώμεθα πταρνῦναι· καθευδόντων δ' ἡμῶν ἀντιπερισπᾶται τὸ θερμόν. διὸ καὶ γίνεται τὰ κάτω θερμὰ τῶν καθευδόντων κατὰ πολύ. εἰκότως οὖν οὐ πταρνύμεθα ἀπαλλαγέντος τοῦ θερμοῦ ἐκ τῆς κεφαλῆς, ὃ κινεῖν πέφυκε τὸ ἐνταῦθα ὑγρόν, οὗ ἐξωθουμένου γίνεται ὁ πταρμός. καὶ τὸ συμβαῖνον πάθος εἰκὸς μὴ γίνεσθαι.

(46) διὰ τί τρίψαντες τὸν ὀφθαλμόν, παυόμεθα τῶν πταρμῶν;

ἢ διότι ἡ ἀναπνοὴ αὕτη γίνεται τῷ ὑγρῷ;

δακρύει γὰρ ὁ ὀφθαλμὸς μετὰ τὴν τρίψιν, <ὁ δὲ πταρμὸς διὰ πλῆθος ὑγρῶν.

ἢ ὅτι ἔλαττον θερμὸν φθείρεται ὑπὸ τοῦ πλείονος·> ὁ δὲ ὀφθαλμὸς τριφθεὶς πλείω λαμβάνει θερμότητα τῆς ἐν τῇ ῥινί;

διὰ ταῦτα δὲ καὶ ἐάν τις αὐτὴν τὴν ῥῖνα τρίψῃ, παύεται ὁ πταρμός.

man sich nun dem Feuer nähert, wird eine Art Anziehungskraft der Materie auf die Haut ausgelöst, woraus die Blasen entstehen; bei Leichen bilden sich diese hingegen nun nicht, da ihnen das Element fehlt, das sie auslöst.

(45) Weshalb ist das Niesen nachts, wenn wir in der natürlichen Haltung sind, gar nicht oder nur selten? Alles andere geschieht sozusagen gleichermaßen, und zwar bei Tag und bei Nacht.

(Ist das etwa so,) weil das Niesen durch eine bestimmte Hitze verursacht wird, die den Teil erregt, von dem es ausgeht?

Deshalb heben wir den Kopf in Richtung Sonne, wenn wir niesen wollen (s. o. 37). Während des Schlafs wird die Wärme in die entgegengesetzte Richtung gezogen, so dass der untere Teil des Schläfers wärmer wird. Folgerichtig niest man nun nicht, wenn die Hitze aus dem Kopf verschwindet, welche die Flüssigkeit in diesem Bereich in Bewegung setzt und deren Ausstoß den Nieser verursacht. Es ist auch folgerichtig, dass das entsprechende Geschehen nicht auftritt.

(46) Weshalb hören wir, wenn wir die Augen zusammenkneifen, zu niesen auf?

(Ist das etwa so,) weil auf diese Weise eine Entlüftung für die Flüssigkeit geschaffen werden kann?

Es tränt das Auge nach dem Reiben, <und das Niesen ist auf die reichlich vorhandene Flüssigkeit zurückzuführen.

(Ist das etwa so,) weil die schwächste Wärme von der stärksten vernichtet wird und> das zusammengekniffene Auge mehr Wärme zu sich zieht als die Nase?

Deshalb hört, selbst wenn man die Nase selbst reibt, das Niesen auf.

(47) διὰ τί οἱ γέροντες ῥᾷον τὴν ἀσιτίαν φέρουσιν;

ὅτι δυσκίνητον τὸ γῆρας, ὡς κατεψυγμένον· τὰ δὲ βρέφη πολύθερμα καὶ πολυκίνητα. διαφορεῖ δὲ ἡ κίνησις. οἱ δὲ διαφορούμενοι τροφῆς δέονται.

(48) διὰ τί μετὰ τὸν θάνατον, πάντων τῶν μελῶν χαλωμένων, οἱ δίδυμοι μόνον ἄνω σπῶνται;

ὅτι ἐν τῷ τελευτᾶν σπερμαίνουσιν οἱ ἄνθρωποι· ἐκκρίνεται δὲ τὸ σπέρμα συνήθως τῶν διδύμων ἀνατρεχόντων, ὅθεν ἄνω κρατηθέντες μένουσιν.

(49) διὰ τί οἱ μέθυσοι φαῦλον οἶνον ἡδέως πίνουσιν;

ὅτι οἱ πολυπόται ἁδροπόροι εἰσί. διὰ μεγάλων οὖν πόρων ὁ λεπτὸς κάλλιστος οἶνος χωρὶς ἀντιλήψεως ἀνατρέχει· ὁ δὲ φαῦλος παχὺς ὢν ἵσταται καὶ μένει, καὶ τὴν ἐξ αὐτοῦ ἡδονὴν τότε δοκεῖ παρέχειν.

(50) διὰ τί οἱ μὲν ὀργιζόμενοι ἐρυθαίνονται τὸ πρόσωπον, ὠχριῶσι δὲ οἱ φοβούμενοι;

ἡ μὲν ὀργὴ ἀθρόα τοῦ πνεύματός ἐστιν ἐκδρομή, ὁ δὲ φόβος, ὑποστολή· ὅθεν ὅπου μὲν περισσεύει, πυροῖ· ἔνθα δὲ ὑστερεῖ, ψύχει.

(51) διὰ τί τινες τῶν προβεβηκότων φαλακροῦνται, τινὲς δ' οὔ;

ὅτι τινές τινων μᾶλλον πολύθερμοι. οἱ γὰρ κατεψυγμένοι οὐ τριχοποιοῦσι.

(47) Weshalb ertragen alte Männer den Hunger leichter?

(Das ist so,) weil das Alter nur langsam vorankommt, da (die Alten) unterkühlt sind. Kinder hingegen haben eine große Wärme in sich und bewegen sich viel. Bewegung ist dann auflösend (schweißtreibend). Wer aufgelöst ist (schwitzt), braucht Nahrung.

(48) Weshalb werden nach dem Tod, wenn alle Gliedmaßen losgelassen werden, allein die Hoden nach oben gezogen?

(Das ist so,) weil Männer beim Sterben Samenflüssigkeit abgeben. Das Sperma wird gewöhnlich abgesondert, wenn die Hoden hinaufgezogen sind, weshalb sie oben gehalten werden und bleiben.

(49) Weshalb trinken Trunkenbolde gerne schlechten Wein?

(Das ist so,) weil die Säufer erweiterte Gänge (Poren) haben. Daher verteilt sich nun der ausgezeichnete Wein, der dünn ist, durch die großen Gänge, ohne einzudringen; der schlechte Wein hingegen, der dicht ist, zirkuliert nicht und stagniert – und genau aus diesem Grund scheint er Vergnügen zu bereiten.

(50) Weshalb werden diejenigen, die wütend sind, rot im Gesicht, diejenigen aber, die Angst haben, blass?

Der Zorn ist das gemeinsame Auslaufen des Pneuma, die Furcht aber ihr Rückzug. Wenn es also übermäßig viel ist, entzündet es sich; wenn es nachlässt, kühlt es sich ab.

(51) Weshalb haben von den Menschen im fortgeschrittenen Alter manche eine Glatze, manche nicht?

(Das ist so,) weil einige mehr Wärme haben als andere. Den Unterkühlten wachsen keine Haare.

(52) διὰ τί οἱ τερατόμορφοι καὶ ἄφρονες;

ὅτι τοῖς σωματικοῖς τὰ ψυχικὰ συμπάσχει, ὥσπερ τοῖς ψυχικοῖς τὰ σωματικά.

(53) διὰ τί τὰ μεγάλα ἕλκη ἐν τῇ θεραπείᾳ ὅτε ἀνακαθαίρονται θανάσιμά ἐστιν;

ὅτι διὰ πολλῶν πόρων κατὰ τὸ λεληθὸς τὸ ψυχικὸν πνεῦμα διαπνεῖ.

(54) διὰ τί ἐν τοῖς καύμασιν οἱ περιοδικῶς νοσοῦντες φρικιῶσιν;

ὅτι ἀραιωθέντων τῶν πόρων, ἔξω τὸ θερμὸν διαπνεῖ· πυκνωθέντων δέ, ἔσω ἀποκλείεται· χωρήσαντος οὖν ἔξω τοῦ ἐν ἡμῖν θερμοῦ, κατάψυξις γίνεται. φρίκαι δὲ συστελλομένων διὰ ψῦξιν τῶν σωμάτων, συνίστανται.

(55) διὰ τί στερεὰν τροφὴν καταπιόντες πνιγόμεθα;

ὅτι ἔμπροσθεν τοῦ στομάχου ἐστὶν ὁ βρόγχος κατὰ μῆκος αὐτῷ παρακείμενος. πληρωθεὶς οὖν οὗτος, θλίβει τὴν ἀρτηρίαν καὶ τὸ πνεῦμα ἐπέχει.

(56) διὰ τί ἡ λευκὴ γῆ ἄφορος κατὰ τὸ πλεῖστον;

ὅτι κατάψυχρός ἐστιν, ἡ μέλαινα δὲ πολύθερμος· καὶ ἡ μὲν ἑρπετῶν ἐστι γεννητικὴ – ψυχρὰ δὲ ταῦτα –, ἡ δὲ καρπῶν – θερμοὶ δὲ οὗτοι –. καὶ γὰρ τῶν γυναικῶν αἱ μέλαιναι ὡς ἐπὶ τὸ πλεῖστον διὰ τὸ ἐν αὐταῖς πλέον θερμόν, πολύτοκοι.

(52) Weshalb sind diejenigen, die eine monströse Gestalt haben, auch ohne Verstand?

(Das ist so,) weil mit den körperlichen Dingen die seelischen leiden und mit den seelischen die körperlichen.

(53) Weshalb erweisen sich während der Behandlung große Wunden, wenn sie vollständig gereinigt wurden, als tödlich?

(Das ist so,) weil durch zahlreiche Gänge (Poren) im Verborgenen das äußere (seelische) Pneuma eindringt.

(54) Weshalb haben Menschen, die unter periodischen Krankheiten leiden, bei heißem Wetter Schüttelfrost?

(Das ist so,) weil dann, wenn die Gänge (Poren) dünn werden, die Wärme sich nach außen ausbreitet; wenn sie aber verdichtet sind, wird sie innen eingeschlossen. Sobald nun die Hitze aus uns heraus ist, übernimmt die Kälte die Kontrolle. Wenn sich der Körper durch die Kälte zusammenzieht, entsteht Schüttelfrost.

(55) Weshalb können wir beim Essen fester Nahrung ersticken?

(Das ist so,) weil die Luftröhre (*bronchos*) dem Magenmund vorausgeht und der Länge nach an ihn angrenzt. Wenn er nun gefüllt ist, drückt er auf die Luftröhre (*arteria*) und behindert den Atem (Pneuma).

(56) Weshalb ist die weiße Erde meist unfruchtbar?

(Das ist so,) weil sie kalt ist, während die schwarze reich an Wärme ist. Außerdem ist jene eine Hervorbringerin von Reptilien, die ja kalt sind, diese von Früchten, die ja warm sind. Auch bei den Frauen sind die schwarzen meist sehr fruchtbar, weil sie viel Hitze haben.

(57) διὰ τί τὰ βρέφη σφοδρότερον πυρέσσει;

ὅτι πολύθερμά ἐστιν· ἐπίτασις δὲ τῆς ἐμφύτου θερμασίας ὁ πυρετὸς γίνεται.

(58) διὰ τί σημεῖον πωρώσεως ὀστῶν ἐστι τὸ τὰς ἐπιδεσμίδας ἐφαιμάσσεσθαι, καίπερ τοῦ κατάγματος ἄνευ τραύματος συστάντος;

ὅτι ἡνίκα συρρεῖ ὁ πῶρος, τὰς παρεσπαρμένας τοῖς ἀραιώμασι τῶν ὀστῶν ῥανίδας τοῦ αἵματος θλίβει.

(59) πῶς πῶρος συνίσταται;

τὸν τρόπον τοῦτον· ἐκ τῆς τροφῆς οὐσία μεταβληθεῖσα καὶ εἰς τοὺς τόπους ἐκείνους ἐνεχθεῖσα, τοιάδε ἀποτελεῖται καὶ γίνεται ὁ καλούμενος πῶρος. ὃν γὰρ τρόπον καὶ ἐν τοῖς μυξωτῆρσι φθάσασα αὕτη ἡ μεταβολὴ γίνεται μύξα, ἐν δὲ μαστοῖς γάλα, οὕτω καὶ ἐν ὀστοῖς πῶρος διὰ τὴν ποιὰν κατασκευὴν καὶ φύσιν τοῦ μέρους. πρὸς ὃ γὰρ πέφυκε τὰ μέρη, τῇ ἑαυτῶν φύσει συνεξομοιοῖ τὴν τροφήν, ὡς καὶ ἐπὶ κήπου τοῦ πολυφύτου. ἑνὸς γὰρ ὄντος τοῦ ὕδατος τοῦ ἀρδεύοντος τὰ φυτά, πρὸς ὃ ἔχει ἕκαστον φύσεως, οὕτως ἀναδέχεται τὸ ὕδωρ· οἷον τὸ μὲν ἀψίνθιον τῇ ἑαυτοῦ φύσει ἐξοικειοῖ τὸ ἐνεχθὲν εἰς αὐτὸ τὸ ὕδωρ, καὶ τὸ ὤκιμον ὡσαύτως, καὶ τὰ ἑξῆς.

ὡς δὲ Ἀνδρέας ὁ Καρύστιός φησι, προσχεόμενος ὁ μυελὸς ταῖς κοιλότησι τῶν ὀστῶν καὶ περιπηγνύμενος τοῖς χείλεσι τῆς τοῦ ὀστέου διαιρέσεως, καὶ σκληρυνθείς, γίνεται πῶρος.

(57) Weshalb werden Kinder häufiger von Fieber geplagt?

(Das ist so,) weil sie einen Überfluss an Wärme haben. Fieber ist ein Anstieg der angeborenen Wärme.

(58) Weshalb sind blutige Verbände ein Hinweis auf die Bildung von Kallus (Knochenschwiele), auch wenn der Bruch keine Wunde aufweist?

(Das ist so,) weil der sich bildende Kallus die Blutstropfen zusammendrückt, die in den Engstellen der Knochen weit auseinander liegen.

(59) Wie wird Kallus (Knochenschwiele) gebildet?

Auf folgende Weise: Die aus der Umwandlung der Nahrung resultierende Substanz, die sich in diesen Teilen des Knochens ausbreitet, bewirkt die Bildung des so genannten Kallus. So nämlich, wie diese umgewandelte Substanz in den Nasenlöchern zu Schleim und in den Brüsten zu Milch wird, so wird sie in den Knochen zu Kallus, da die Organe dazu neigen, die Nahrung entsprechend ihrer eigenen Natur aufzunehmen, wie es in einem Garten mit üppiger Vegetation der Fall ist. Wenn also nur ein einziges Wasser für die Bewässerung der Pflanzen zur Verfügung steht, wird es in dem Maß aufgenommen, wie jede Pflanze es benötigt. Wermut etwa absorbiert das Wasser, das ihm gegeben wird, gemäß seiner eigenen Natur, ebenso wie Basilikum usw.

Wie aber Andreas von Karystos sagt, verdichtet sich das in den Knochenhohlräumen enthaltene Knochenmark, das sich an den Rändern des gebrochenen Knochens verhärtet, und wird schließlich zu Kallus.

(60) διὰ τί οἱ χολέρᾳ ἁλισκόμενοι, ἐπιταθέντες τῷ πάθει, τὰς γαστροκνημίας συνέλκονται;

ῥητέον ὅτι ἡ χολέρα πεῖσίς ἐστι τοῦ στομάχου. νευρώδης δὲ οὗτος· ἀξιολόγως οὖν ἐπιταθεὶς συνδιατίθησι τοὺς ἐν ἡμῖν μύας· νευρώδεις γὰρ οἱ μύες εἰσίν.

(61) διὰ τί ὑπαλειφθέντες κολλύριον στυπτικόν, μεμυκότες μὲν τοὺς ὀφθαλμούς, ἧττον τῆς στύψεως ἀντιλαμβάνονται· ἀνοίξαντες δὲ τούτους, σφοδρότερον τῆς στύψεως ἀντιλαμβάνονται;

διότι μεμυκότα τὰ βλέφαρα τὸν κερατοειδῆ ὑμένα ἠρεμεῖν ποιοῦσιν· ἐπηρεμοῦντος οὖν τοῦ βολβοῦ, τὸ ὑπαλειφθὲν παρεμφράσσον τοὺς πόρους, τῆς ἰδίας στύψεως ἀντίληψιν ἥττονα παρέχει· ἀνοίξαντες δὲ τὰ βλέφαρα, εἰκότως μᾶλλον τῆς στύψεως ἴσχομεν τὴν ἀντίληψιν. τῇ γὰρ συνεχεῖ κινήσει τοῦ ὀφθαλμοῦ, ὁ βολβὸς πρὸς τὰ βλέφαρα παρατριβόμενος, θερμασίας αἴτιος γίνεται· ταύτης δὲ ἀποτελεσθείσης, οἱ λόγῳ θεωρητοὶ πόροι χαυνοῦνται καὶ ἀνευρύνονται· ἀνευρυνθέντων δὲ τούτων, ἀνάγκη δέχεσθαι, ὡς εἰπεῖν, τοὺς λόγῳ θεωρητοὺς ὄγκους τοῦ κολλυρίου· ὅθεν στυπτικωτέραν παρέχει τὴν στύψιν.

ἢ ὅτι ἐν τῷ διάγειν τοὺς ὀφθαλμοὺς μετὰ τὴν ὑπάλειψιν συμπεριδονούμενον τῷ βολβῷ τὸ κολλύριον, λεπτύνεται;

ἀεὶ γὰρ τὰ κινούμενα εὐφυῆ πρὸς λεπτυσμόν· ὅσῳ τοίνυν λεπτύνεται, τοσούτῳ τὴν ἀντίληψιν παρέχει τῆς στύψεως.

(60) Weshalb werden diejenigen, die an Brechdurchfall (*cholera*) erkrankt sind, wenn sie von der Krankheit geplagt werden, an den Waden zusammengezogen?

Zu sagen ist, dass der Brechdurchfall eine Erkrankung des Magens ist. Dieser ist voller Nerven. Aus gutem Grund sind nun die Muskeln in uns betroffen. Die Muskeln sind nämlich voller Nerven. (Vgl. 73.)

(61) Weshalb ist die Wirkung einer adstringierenden Augensalbe, die man auf die Augen aufträgt, geringer, wenn die Augen geschlossen sind, aber viel stärker, wenn sie geöffnet sind?

(Das ist so,) weil die Augenlider, wenn sie gesenkt sind, die Hornhaut-Membran ruhen lassen. Während nun der Augapfel ruht, wird die adstringierende Wirkung der aufgetragenen Augensalbe, welche die Gänge (Poren) verstopft, daher weniger stark wahrgenommen. Wenn aber die Augenlider weit geöffnet sind, ist folgerichtig die adstringierende Wirkung stärker wahrzunehmen. Durch die ständige Bewegung des Auges wird durch das Reiben des Augapfels an den Augenlidern Wärme erzeugt. Wenn diese erzeugt wird, entspannen sich die nur durch den Verstand erfassbaren Gänge und weiten sich. Sobald die Erweiterung stattgefunden hat, ist es notwendig, dass sie die nur durch den Verstand erfassbaren Partikel der Augensalbe aufnehmen, wodurch die adstringierende Wirkung verstärkt wird.

(Ist das etwa so,) weil beim Öffnen der Augen nach der Salbung die Augensalbe mit dem Augapfel zusammen rollen?

Immer neigt ja das, was sich bewegt, zur Verdünnung, und je mehr es verdünnt wird, desto mehr nimmt man seine adstringierende Wirkung wahr.

(62) διὰ τί οἱ φρενιτικοὶ καὶ οἱ μεμηνότες ἐν τοῖς παροξυσμοῖς ἰσχυρότεροί τέ εἰσι καὶ τὴν δύναμιν ἐπιτεταμένην ἔχουσι;

ῥητέον ὅτι θρασύνονται μὲν ὑπὸ τῆς παρακοπῆς· δύσκαμπτον δὲ αὐτοῖς ἐστι τὸ σῶμα ἀπὸ τῆς ἄγαν σφίγξεως. διὰ τοῦτο δὲ εἰς ἄνεσιν ἐλθόντες ἀτονοῦσιν, οὐ γινόμενοι ἀπὸ τοῦ κρείττονος χείρονες, ἀλλὰ τῆς σφίγξεως ἀνεθείσης, οἷός ἐστιν ἕκαστος ἀνεπισκοτήτως βλέπεται.

(63) διὰ τί σιναπισθέντες ὕδατι μὲν τοῦ σινήπεως λειωθέντος καὶ καταχρισθέντος φοινίσσονται πλέον· ἐπὰν δ᾽ ὄξει λειωθῇ, οὐκ ἔτι τοῦτο παρέχει τοῖς πεπονθόσι;

ῥητέον ὅτι οἱ τῷ ὄξει ἐπιχρισθέντες εἰκότως ἧττονα τὴν ἄμυξιν ὑπομένουσι καὶ τὸν φοινιγμόν· στύφονται γὰρ τὴν ἐπιφάνειαν, καὶ ὡς εἰπεῖν περιγανοῖ τὴν ἐξ αὐτοῦ ἀποτελουμένην πύκνωσιν τῶν πόρων <τὸ ὄξος>· ὅθεν οὐ συγχωρεῖ εἰς παρείσδυσιν χώραν ἔχειν τὸ νάπυ πρὸς τὸ καθάψασθαι τῶν πόρων.

ἢ ὅτι ἡ δριμύτης τοῦ νάπυος τῇ ἐπιμιξίᾳ τοῦ ὄξους ἀμβλύνεται;

ἐκ γὰρ στύφοντος καὶ πυροῦντος ἑτέρα κρᾶσις συνίσταται. αὗται γὰρ αἱ ποιότητες ἀλλήλαις συμπλακεῖσαι τὴν οἰκείαν ἄκραν τῆς ποιότητος διέφθειραν, τῷ ἕκαστον τὴν ἰδίαν ἰσχὺν ἀποβεβληκέναι. ὃν τρόπον καὶ ἐπὶ τοῦ εὐκράτου λεγομένου ἐστὶ συνορᾶν· καὶ γὰρ τοῦτο ἐκ θερμοῦ ἄγαν ὕδατος καὶ ψυχροῦ συστάν, τῇ ποιᾷ περιπλοκῇ ἀπέβαλε τὰς ἄκρας ποιότητας, καὶ παρ᾽ ἐκείνας ἑτέρα τις ποιότης ἀπετελέσθη.

οἱ δὲ σιναπισθέντες, τοῦ νάπυος ὕδατι λειωθέντες, μᾶλλον φοινίσσονται τοὺς τόπους δι᾽ αἰτίαν τοιάνδε· τὸ γὰρ ὕδωρ τῷ λεῖον εἶναι καὶ τῷ διϋγραίνειν, ἀνευρῦνον τοὺς πόρους τοὺς λόγῳ θεωρητούς, παρεισδύνειν συγχωρεῖ τῷ νάπυϊ. ἔστι δὲ ὡς προείρηται θερμὸν καὶ συνεργεῖ

(62) Weshalb sind Wahnsinnige und Verrückte bei Paroxysmen (Anfällen) stärker und ihre Vitalität erhöht?

Zu sagen ist, dass sie durch das Delirium kühn geworden sind. Ihr Körper krümmt sich durch übermäßiges Ersticken stark. Deshalb haben sie nach dem Erlöschen des Übels keine Kraft mehr, nicht weil sie von einem besseren zu einem schlechteren Zustand übergehen, sondern weil sie, nachdem die Erstickung abgeklungen ist, ohne Verdunkelung sehen.

(63) Weshalb wird derjenige, der mit Senf gesalbt wird, rot, wenn die Substanzen in Wasser zerrieben und verschmiert werden, aber wenn sie mit Essig zerrieben werden, muss er dieses weitere Leiden nicht ertragen?

Zu sagen ist, dass jemand, der mit Essig gesalbt wird, folgerichtig weniger Narben und Rötungen aufweist. In der Tat wird die Haut nicht geweitet, denn <der Essig> glättet sozusagen die Schrumpfung der Gänge (Poren), die er verursacht, und lässt daher dem Senf, der die Gänge bedeckt, keinen Raum zum Eindringen.

(Ist das etwa so,) weil die Schärfe des Senfs durch die Mischung mit Essig abgeschwächt wird?

Wenn nämlich diese Qualitäten miteinander kombiniert werden, schwächen sie das Wesen der Qualität selbst, da jede ihre besondere Stärke verloren hat. Das Gleiche lässt sich bei dem beobachten, was wir *Eukraton* (»gut gemischt«) nennen. Dieses Getränk, das aus sehr heißem und kaltem Wasser besteht, verliert nämlich durch eine solche Mischung seine Haupteigenschaften, und an deren Stelle tritt eine andere Qualität.

Wer jedoch Senf aufträgt, bei dem der Senf in Wasser pulverisiert wurde, ist aus folgendem Grund stärker gerötet: Das Wasser weitet aufgrund seiner Leichtigkeit und seiner feuchtigkeitspendenden Wirkung die nur durch den Verstand erfassbaren Gänge (Poren) und ermöglicht so das Eindringen des Senfs. Es ist Hitze des Senfs, die, wie wir be-

μᾶλλον τῇ τῶν πόρων ἀναπετείᾳ. εἰκότως οὖν οἱ μὲν ὄξει σιναπισθέντες, ἔλαττον φοινίσσονται· οἱ δὲ ὕδατι, μᾶλλον.

(64) διὰ τί τὸ ὄμβριον ὕδωρ γλυκύ, καίπερ ἀπὸ θαλάσσης ἀνιμώμενον;

ῥητέον ὅτι τὸ θαλάττιον ὕδωρ καθ' ἑαυτὸ ἁλμυρόν ἐστι· ἔστι δὲ τοῦτο βαρύ. ἔχει δὲ ποταμοὺς τοὺς ἐπιρρέοντας εἰς αὐτήν. τὸ γοῦν πνεῦμα ἀνιμώμενον ἐκ τῆς θαλάττης τὸ ὕδωρ, οὐ τὸ παχὺ ἐφέλκεται, ἀλλὰ τὸ ἐν αὐτῇ λεπτόν, ὅ ἐστι τὸ γλυκύ. εἰκότως οὖν τὸ ὄμβριον γλυκύ, κἂν ἀπὸ θαλάττης ἀνιμᾶται.

ἢ ὅτι τὸ πνεῦμα τῇ βίᾳ τῇ σφοδρᾷ, κἂν αὐτὸ τὸ θαλάσσιον ἀνιμήσηται, κινεῖ τοῦτο, κινηθὲν δὲ αὐτὸ λεπτότερον γίνεται;

ἀεὶ γὰρ τὰ κινούμενα εὐφυῆ πρὸς λεπτυσμόν. τὸ δὲ λεπτόν, καὶ γλυκύ, ὡς <μὴ> ἐκ μεγάλων συνεστὼς ὄγκων. διὸ γλυκὺ τὸ ὄμβριον ὕδωρ.

(65) διὰ τί τὸ θαλάττιον ὕδωρ ἁλμυρὸν τυγχάνον, ἑψηθὲν ἐπὶ πολύ, γλυκύτερον γίνεται; ἕψεται δὲ ἕως ἀποτριτωθῇ.

ῥητέον ὅτι τὸ θαλάττιον ὕδωρ ἐκ μεγάλων ὄγκων συνεστὸς λεπτύνεται καταδιαιρούμενον ὑπὸ τοῦ πυρός. μεταβολὴν τοίνυν ἐσχηκός – διὰ τὸ ἀπὸ παχέως εἰς λεπτὸν καταστῆναι, τῷ ἀποβεβληκέναι τὴν προτέραν ποιότητα –, γέγονεν ἀντὶ ἁλμυροῦ γλυκύ.

reits gesagt haben, spürbar zur Öffnung der Gänge beiträgt. Diejenigen, die mit Senf und Essig gesalbt werden, sind nun folgerichtig weniger gerötet als die mit (Senf und) Wasser.

(64) Weshalb ist Regenwasser, auch wenn es aus dem Meer stammt, süß?

Zu sagen ist, dass das Meerwasser selbst salzig ist, und dann ist es schwer. Viele Flüsse münden auch ins Meer. Das Pneuma, das aus dem Meer das Wasser entnommen wird, zieht nicht den dichten Teil an, sondern das, was leicht darin ist, nämlich den süßen Teil. Folgerichtig ist nun Regenwasser süß, auch wenn es aus dem Meer gewonnen wird.

(Ist das etwa so,) weil das Pneuma mit seiner ungestümen Kraft das Meerwasser aufwirbelt, während sie es anzieht, und letzteres, so bewegt, leichter wird?

Immer ist das, was sich bewegt, dazu prädisponiert, leicht zu werden, und das, was leicht ist, das ist auch sanft, da es <nicht> aus großen Partikeln besteht. Deshalb ist Regenwasser auch so süß.

(65) Weshalb wird Meerwasser, das salzig ist, süßer, wenn man es lange Zeit kocht? Es muss ja gekocht werden, bis es auf ein Drittel reduziert ist.

Zu sagen ist, dass Meerwasser, das aus großen Partikeln besteht, hell wird, wenn diese durch die Einwirkung von Feuer getrennt werden. Durch den Effekt der Veränderung – also durch den Übergang von dicht zu leicht, da es seine ursprüngliche Qualität verloren hat – wird es nicht mehr salzig, sondern süß.

(66) διὰ τί οἱ πάνυ φλεγμαίνοντες ὀφθαλμοὶ τραχύτητός τινος συναίσθησιν παρέχουσι τοῖς κάμνουσιν;

ἢ λήμης ἐπιγενομένης καὶ τῷ ἄνω βλεφάρῳ ὑπεισελθούσης, ὁ τραχυσμὸς ἀποτελεῖται, ἢ διὰ τὸ τὰ ἔνδον ἀνωμάλως καταπλέκοντα τὸ βλέφαρον ἀγγεῖα κυρτοῦσθαι, καὶ οὕτω τὴν τραχύτητα ἐπάγειν;

(67) διὰ τί γίνεται ἐν ὀφθαλμοῖς λήμη;

ἢ ὅτι τῶν ὑμένων τοῦ ὀφθαλμοῦ ὥσπερ ἐξ ἐπικαύσεως ἄγαν πυρωθέντων, διὰ τὴν πλεόνασιν καὶ δυσδιαφορησίαν τῶν πόρων ἐπεχομένου τοῦ ὀφείλοντος θερμοῦ ἐκ τοῦ βάθους διαφορηθῆναι ἀποτελεῖται;

ἢ ὅτι τὰ ἐν τῷ ὀφθαλμῷ κατὰ φύσιν ὑγρά, ἀναξηρανθέντα καὶ οἱονεὶ φρυγέντα ὑπὸ τῆς τοπικῆς πυρώσεως, τῆς λήμης γένεσιν ἀποτελεῖ;

(68) διὰ τί ἐπὶ τῶν πυρεσσόντων οἱ σφυγμοὶ ἀλλοιοῦνται;

ὅτι τὸ πνεῦμα τὸ ἐν ἡμῖν κατὰ φύσιν ὂν καὶ σύμμετρον, πλεονάσαν, λεπτυνθὲν κατὰ διαίρεσιν ὑπὸ τῆς ἐν τῷ βάθει γενομένης [πλείονος] θερμασίας, καὶ γενόμενον ὀξυκίνητον διὰ τὴν κουφότητα, οὐ μόνον τοὺς σφυγμοὺς ἀλλοιοῖ, ἀλλὰ καὶ αὐτὴν τὴν ἀναπνοήν.

(69) διὰ τί τὴν ἐπιφάνειαν ἑλκώδη ἴσχουσιν οἱ πυρέσσοντες;

ὅτι παρατριβομένης τῆς σαρκὸς τοῖς παρακρατουμένοις ὄγκοις εὐτριψίας οὔσης, προσαγανακτεῖ· ὡς καὶ ἐπὶ τῶν φλεγμαινόντων τι μέρος τοῦ σώματος εἴωθε γίνεσθαι.

(66) Weshalb geben stark entzündete Augen dem Kranken das Gefühl einer gewissen Härte?

(Ist das so,) weil entweder sich die Härte als Folge der Augenbutterbildung und ihrer Ausdehnung auf dem oberen Augenlid manifestiert, oder dass die inneren Gefäße, die das Augenlid unregelmäßig bedecken, so stark gekrümmt sind, dass sie die Härte verursachen?

(67) Weshalb entsteht Augenbutter in den Augen?

(Ist das etwa so,) weil sich die Augenmembranen wie bei einer Verbrennung über die Maßen entzünden, und zwar wegen der Fülle und der Schwierigkeit der Transpiration der Gänge (Poren) aufgrund der Speicherung der Wärme, die aus der Tiefe abgegeben werden muss?

(Ist das etwa so,) weil die natürlichen Flüssigkeiten des Auges dafür verantwortlich sind, sobald sie durch die örtliche Entzündung ausgetrocknet sind?

(68) Weshalb ist der Puls bei fiebrigen Menschen verändert?

(Das ist so,) weil das Pneuma, das uns angeboren und angemessen ist, überflüssig wird; es wird durch die übermäßige Hitze in der Tiefe geteilt und verdünnt, es gewinnt durch die Leichtigkeit an Schnelligkeit in seiner Bewegung, und es verzerrt nicht nur den Puls, sondern auch die Atmung selbst.

(69) Weshalb haben fiebrige Menschen eine wunde Haut?

(Das ist so,) weil das Fleisch, das durch die in den Gängen (Poren) zurückgehaltenen Partikel aufgerieben wird und empfindlich auf Reibung reagiert, unverträglich ist. Das Gleiche geschieht in jedem Teil des Körpers, der von einer Entzündung betroffen ist.

(70) διὰ τί ὠχριῶσιν οἱ πυρέσσοντες;

ἤτοι διὰ τὴν τροπὴν τῶν ἐν ἡμῖν ὑγρῶν, ἢ διὰ τὴν τῶν λόγῳ θεωρητῶν πόρων μετασκευὴν τοῦτο συμβαίνει;

ἀνάλογον δὲ καὶ περὶ τὰς ἐκκρίσεις τῆς κοιλίας καὶ τῶν οὔρων ἡγητέον γίνεσθαι.

(71) διὰ τί ἐπὶ τῶν ῥοωδῶς πυρεσσόντων, διαφορήσεως οὔσης καὶ ἀποικονομήσεως τῶν ἐν ἡμῖν θερμασία τις ἐπιφαίνεται τούτοις, καὶ ὁ σφυγμὸς μέγας;

ὅτι τῆς παρακειμένης ὕλης λεπτυνομένης ἐπὶ πολύ, ἡ διαφόρησις γίνεται· τῇ δὲ ποιᾷ παρόδῳ τῶν ὄγκων καὶ παρατρίψει, ἡ ποιὰ θερμασία ἀποτελεῖται. καὶ οὔ φαμεν ὁμοίως τοῖς στεγνοπαθοῦσι τὴν θερμασίαν ἔχειν τοὺς ῥοωδῶς πυρέσσοντας, ἀλλ' οὐδὲ μὴν τὸν σφυγμόν· κατὰ δὲ σύγκρισιν τῶν ὑγιαινόντων. ἔσται δέ σοι τοῦτο πρόδηλον κἀκ τῶν λουσαμένων ἢ γυμνασίᾳ χρησαμένων, ἐφ' ὧν χαλῶνται μὲν οἱ πόροι, λεπτύνεσθαι δὲ συμβαίνει τὰ παρακείμενα καὶ διαπνεῖσθαι προδήλως τὴν θερμασίαν· γίγνεσθαί τε καὶ εἶναι πλείονα ἢ κατὰ φύσιν, καὶ τὸν σφυγμὸν σφοδρότερον, καὶ μέγεθος ἴσχειν· τὴν γὰρ δυσκινησίαν καὶ τὸ βάρος ὑπὸ τῆς μειωθείσης δυνάμεως ἀποτελεῖσθαι.

(72) διὰ τί πρὸς τὴν τροφὴν οἱ πυρέξαντες ἀνορέκτως ἔχουσιν;

ἢ ὅτι ἡ ὄρεξις ἐν συμμετρίᾳ τινί ἐστι τῶν ἐν τῷ στομάχῳ καὶ κοιλίᾳ πόρων;

ἣν συμμετρίαν εὔλογον οὐχ ὑγιῆ μένειν, ἤτοι διαστάντων ἐπὶ πλεῖον τῶν πόρων, ἢ μυόντων.

(70) Weshalb sind Fiebernde bleich?

(Ist das so) wegen der Veränderung der in uns befindlichen Flüssigkeiten oder geschieht es wegen der Verwandlung der nur durch den Verstand erfassbaren Gänge (Poren)?

Analoges muss auch bei den Ausscheidungen des Bauches und des Urins angenommen werden.

(71) Weshalb ist bei fiebrigen Menschen mit Bauchfluss, obwohl es eine Zerstreuung und Verteilung der in uns befindlichen Substanzen gibt, auch der Puls stark?

(Das ist so,) weil dann, wenn die vorhandene Materie sehr dünn wird, es zur Auflösung kommt. Durch solche Ausscheidungen der Partikel und die Reibung entsteht eine solche Hitze. Wir sagen jedoch nicht, dass fiebrige Menschen mit Bauchfieber die gleiche Hitze haben wie Menschen, die an Verstopfung leiden, und auch keinen Puls haben, sondern wir vergleichen sie mit gesunden Menschen. Diejenigen, die baden oder ihren Körper trainieren, sind der Beweis dafür: Bei ihnen weiten sich die Gänge (Poren), und es geschieht, dass die Materie dünner wird und die Wärme merklich verdampft; diese wird und ist größer als die natürliche Wärme und der Puls kräftiger und häufiger. Der Verlust von Kraft ist die Ursache für Trägheit und Schweregefühl.

(72) Weshalb zeigen Fiebernde kein Verlangen nach Nahrung?

(Ist das etwa so,) weil der Appetit in einer gewissen Symmetrie der Gänge (Poren) im Magen und Bauch besteht?

Es ist plausibel, dass diese Symmetrie nicht erhalten bleibt, wenn die Gänge entweder zu sehr geweitet oder verschlossen sind.

(73) διὰ τί ἐν ταῖς χολέραις τὰ ἄκρα συνέλκεται καὶ σπᾶται καὶ καταψύχεται, καὶ ἀμαυρὸν τὸν σφυγμὸν ἔχουσιν;

ὅτι λεληθότως διαφορεῖται τὸ ἐξ αὐτῶν πνεῦμα πρὸς τὴν ἐν κοιλίᾳ λεπτομέρειαν· ἔνθερμος γὰρ τούτοις ἡ κοιλία· ἔνθεν καὶ ναρκῶσι. ναρκᾷ δὲ τὰ στερούμενα τῆς τοῦ πνεύματος παραθέσεως· τὰ δὲ ἄκρα ψύχεται καὶ συνέλκεται, τῷ καὶ τὸ ἐν τούτοις θερμὸν πρὸς τὴν κοιλίαν φέρεσθαι διὰ τὴν λεπτομέρειαν.

(74) διὰ τί οἱ ὑδροφοβικοὶ τὸ ὕδωρ φοβοῦνται, καὶ τὸ αἰδοῖον ἅμα τοῖς ὑποχονδρίοις ἐντείνονται, καὶ τρέμουσι καὶ σπῶνται καὶ παρακόπτουσιν εἰς τοσοῦτον, ὥστε καὶ ὑλακτῆσαι κυσὶν ὁμοίως;

σπῶνται μὲν οὖν καὶ τρέμουσι, τοῦ στομάχου συνδιατιθεμένου τῷ νευρώδει. διὰ τοῦτο δὲ καὶ τὸ αἰδοῖον ἐντείνονται. ἡ γὰρ τοῦ ὑδροφόβου κατασκευὴ καὶ ἡ πεῖσις ἔνστασίς ἐστι περὶ τὸν στόμαχον καὶ τὴν κοιλίαν. παρακόπτουσι δὲ διὰ τὸ συνδίδοσθαι ἐπὶ κοιλίαν καὶ στόμαχον ὕλην ἐφθαρμένην, καὶ ταύτης μέρος τι εἰς τὰς μήνιγγας ἀναθυμιᾶσθαι. ἐνιστάμενον δὲ περὶ ταύτας, ἀπεργάζεται τὰς ἐκνοίας· ὀχλοῦνται δὲ πίνοντες ὅτι ἡ μὲν σύστασις ἀπετελέσθη περὶ μικροὺς πόρους.

ὅταν οὖν πίνωσι, παραδύεται τὸ ὕδωρ, ἅτε λεπτομερὲς ὄν, τοὺς μικροὺς πόρους καὶ αὔξει τὰς ἐνστάσεις. ὑπὸ δὲ τῆς στερεμνίου τροφῆς οὐκ ὀχλοῦνται. τοὺς γὰρ ὄγκους αὐτῆς μεγάλους ὄντας, οἱ πεπονθότες οὐ παραδέχονταί ποτε. καὶ μὴ πίνοντες δὲ τὸ ὕδωρ, δεδοίκασι τοῦτο διὰ τὴν τῶν αἰσθητηρίων φαντασίαν. πίνων γάρ τις ὁρᾷ ἅμα καὶ πίνει· ἡ δὲ ὅρασις ὑπὸ τοῦ ὕδατος κινηθεῖσα, συγκινεῖ τὸ ἐν τῷ

(73) Weshalb ziehen sich bei Brechdurchfällen (*cholerai*) die Gliedmaßen zusammen, bekommen Krämpfe, werden kalt und haben einen schwachen Puls?

(Das ist so,) weil das Pneuma, das von ihnen ausgeht, heimlich in die Zusammensetzung feinster Partikel (*leptomereia*) im Bauch gebracht wird; von diesen erwärmt ist nämlich der Bauch; daher werden sie betäubt. Und sie betäuben auch die Teile, denen die Luftzufuhr entzogen wurde. Die Extremitäten werden daher kalt und ziehen sich zusammen, da die angeborene Wärme in den Bauch durch die Zusammensetzung feinster Partikel gedrückt wird. (Vgl. 60.)

(74) Weshalb haben die Wasserscheuen (an Tollwut Erkrankten) Angst vor Wasser, verkrampfen ihre Geschlechtsteile und ihr Hypochondrium, zittern, winden sich und werden zudem so delirant, dass sie wie Hunde bellen?

Sie winden sich nun und zittern, da der Magen vom Nervensystem beeinflusst wird. Deshalb sind auch die Geschlechtsteile angespannt. Die Konstitution des Wasserscheuen und die Affektion führen zu einer Verstopfung des Magens und des Bauches. Sie befinden sich dann im Delirium, weil sich die verdorbene Materie im Bauch und im Magen ansammelt und ein Teil davon in die Hirnhäute verdampft, dort verbleibt und ein Delirium verursacht. Sie werden auch von Durst gequält, weil die Ansammlung (*systasis*) durch die kleinen Gänge (Poren) beendet wird.

Wenn sie nun trinken, dringt das Wasser, das aus feinsten Partikeln zusammengesetzt (*leptomeres*) ist, bei jeder Aufnahme in die kleinen Gänge ein und verstärkt die Verstopfungen. Feste Nahrung hingegen macht ihnen nichts aus. Ihre Partikel, die groß sind, nehmen die leidende Gänge niemals auf. Und abgesehen davon, dass sie nicht trinken, fürchten sie das Wasser wegen der Einbildung der Sinnesorgane, denn der Trinker sieht und trinkt gleichzeitig. Der Anblick, der durch das Wasser angeregt wird, stimuliert gleichzei-

στομάχῳ πνεῦμα. τοῦτο δὲ κινηθὲν ὑπὸ τοῦ πινομένου συγκινεῖ τὴν ὅρασιν οὕτως, ὡς ὑπὸ τοῦ ὕδατος πρὶν ἐκινεῖτο· ἐκ δὲ τῆς συγκινήσεως γίνεται συγγυμνασία τοιαύτη, ὥστε κἂν μὴ πίνηται τὸ ὕδωρ, βέβληται ἐν τῷ στομάχῳ πνεῦμα συγκινοῦν, ὡς ὑπὸ τοῦ πινομένου τάχιον ὀχληρῶς ἐκινεῖτο. συγκαταλυψάμενοι οὖν πίνουσι διὰ τὸ ἀποχωρεῖν τῶν κινημάτων τὸ ἕτερον.

ὑπὲρ δὲ τοῦτο ἰὸν τοῖς πόροις τοῦ στομάχου ἐνίστασθαι βέλτιον ἔχει.

(75) διὰ τί οἱ ἀπεπτήσαντες ἐφθαρμένην ἀπερῶσι τὴν τροφήν;

ὅτι διὰ τὸ πλῆθος τῆς προσαχθείσης, θερμασία πλείων γίνεται εἰς τὸ κύτος τῆς κοιλίας· καὶ ὥσπερ ἐμπλεομένη, φθείρει τὴν τροφὴν καὶ κνισοῖ, οὐκ ἐν τοῖς ἀραιώμασιν, ἀλλ' ἐν τῷ κύτει.

(76) διὰ τί οἱ κεφαλαίαν ἔχοντες ἀμβλυωποῦσι καὶ δακρύουσι συνεχῶς;

ὅτι ἐπὶ τὴν κεφαλὴν συνδιδομένης ὕλης – ἀεὶ γὰρ ἐπὶ τὰ πεπονθότα αἱ ὕλαι φέρονται –, πολὺ μέρος φέρεται ἐπὶ τοὺς ὀφθαλμούς, καὶ τοῦτ' εἰκότως, διὰ τὸ ἀνεῷχθαι διὰ τὸ πλῆθος τῆς λεπτομερείας, ὃ γίνεται διὰ τὴν συνεχῆ κίνησιν αὐτῶν. καὶ πῇ μὲν δακρύουσι διὰ τὸ πλῆθος τῆς ἐπιφορτιζούσης τὰ μέρη ὕλης· πῇ δὲ ἀμβλυωποῦσι διὰ τὸ ἐπιθολοῦσθαι τὸ κατὰ φύσιν πνεῦμα, τὸ διοδεῦον διὰ τῶν ὁρατικῶν πόρων τῇ ἐπιμιξίᾳ τῆς συνδοθείσης ὕλης.

tig das Pneuma im Magen. Das wiederum, angeregt durch das Getränk, regt den Anblick an, so wie es zuvor durch das Wasser geschah. Durch diese gleichzeitige Bewegung entsteht eine Art gemeinsamer Übung, bei der, obwohl das Wasser nicht geschluckt wird, das sich gemeinsam bewegende Pneuma im Magen erregt wird, so wie es zuvor durch das Getränk auf eine etwas unangenehme Weise erregt wurde. Sie trinken nun ganz ergriffen, um eine der beiden Bewegungen loszuwerden.

Außerdem ist es besser, wenn das giftige Element in den Gängen des Magens eingeschlossen wird.

(75) Weshalb erbrechen diejenigen, die nicht gut verdauen können, die verdorbene Nahrung?

(Das ist so,) weil die Menge der aufgenommenen Nahrung die Hitze in der Bauchhöhle erhöht, die, wenn sie zu groß geworden ist, die Nahrung verdirbt und sie nicht in den Engstellen, sondern in der Höhle selbst zu Rauch werden lässt.

(76) Weshalb sehen diejenigen, die unter Kopfschmerzen leiden, verschwommen und weinen ständig?

(Das ist so,) weil in der Zeit, in der sich die Materie zum Kopf hin sammelt – die Materie fließt ja immer in den betroffenen Bereich –, ein großer Teil in die Augen gelangt, und zwar folgerichtig, denn diese sind wegen der Fülle der Zusammensetzung feinster Partikel (*leptomereia*) geöffnet, welche durch ihre ständige Bewegung entsteht. Und manchmal weinen sie wegen der Menge an hinzugeführter Materie, manchmal sehen sie nur verschwommen wegen des natürlichen Pneuma, das durch die sichtbaren Gänge (Poren) fließt zur Mischung der einströmenden Materie gelangt.

(77) διὰ τί ἦχοι ἀποτελοῦνται κεφαλαίας οὔσης;

ὅτι τὸ ἀκουστικὸν πνεῦμα κραδαίνεται ὑπὸ τῆς ἐνστάσεως τῆς περὶ τὰ μέρη συστάσης· ἔνστασις δέ ἐστιν ὄγκος ἐν λόγῳ θεωρητοῖς ἀραιώμασι διὰ σφήνωσιν.

(78) διὰ τί οἱ κεφαλαίαν ἔχοντες ἐξανιστάμενοι μᾶλλον ἀλγοῦσιν;

ὅτι κινουμένης τῆς κεφαλῆς, πλείων ἐπ' αὐτὴν ἡ τῆς ὕλης φορὰ γίνεται καὶ τὰς ἐνστάσεις αὔξει.

(79) διὰ τί ἀσφυξία γίνεται;

ὅτι ἀπὸ τῶν ἀρτηριῶν πνεῦμα πονηρευομένου τοῦ πάθους πρὸς τὴν ἐν τοῖς πεπονθόσι λεπτομέρειαν ἕλκεται.

(80) διὰ τί οἱ μαινόμενοι παρακόπτουσιν;

ὅτι δυσοδία τοῦ ψυχικοῦ πνεύματος ἀποτελεῖται, διὰ τὴν ἔνστασιν καὶ τὴν μύσιν τῶν ἐν τοῖς μεταβάλλουσιν αὐτὸ σώμασι πόρων· συνίσταται γὰρ περὶ τὸν ἐγκέφαλον καὶ τὰς ἐκεῖσε μήνιγγας τὸ πάθος, καὶ τὰς ἐντεῦθεν διὰ τὸ παρὰ φύσιν διακεῖσθαι τὰς ἀποφύσεις. καὶ φαντασίας τινὰς ὁρῶνται φανταζόμενοι καὶ τὰ μὴ ἑστῶτα ὡς ἑστῶτα ὁρᾶν, καὶ τὰ μὴ ὑπάρχοντα ὡς ὑπάρχοντα, ὅμοιόν τι τοῖς ἰκτερικοῖς πάσχοντες. καὶ γὰρ ἐκεῖνοι διὰ τὴν poροποιίαν τῶν ἐν τοῖς ὀφθαλμοῖς ἀποτελεσθέντων πόρων, τοιάνδε τῶν ὁρατῶν φαντασίαν ἴσχουσι· πάντα γὰρ αὐτοῖς χλωρὰ φαίνεται εἶναι.

(77) Weshalb hallt es bei Kopfschmerzen in den Ohren?

(Das ist so,) weil das zum Hören führende Pneuma durch die Verstopfung erschüttert wird, das sich in diesen Teilen sammelt. Bei der Verstopfung handelt es sich um Partikel in den nur durch den Verstand erfassbaren Engstellen wegen der Blockade.

(78) Weshalb haben Kopfschmerzpatienten mehr Schmerzen, wenn sie aufgewacht sind?

(Das ist so,) weil je mehr sich der Kopf bewegt, desto mehr Materie zu ihm strömt und desto größer die Verstopfungen werden.

(79) Weshalb kommt es zum Atemstillstand?

(Das ist so,) weil dann, wenn aus den Luftröhren (*arteriai*) Pneuma bei einer Verschlimmerung der Schmerzen in die *leptomereia* (Zusammensetzung feinster Partikel) gezogen wird.

(80) Weshalb werden die Wahnsinnigen verrückt?

(Das ist so,) weil eine Schwierigkeit der Übertragung des von außen kommenden (seelischen) Pneuma durch die Verstopfung und den Verschluss der Gänge (Poren) in den Körpern entsteht, die dieses Pneuma umwandeln. Die Krankheit sitzt im Gehirn und seinen Hirnhäuten, denn die dort entspringenden Äste sind gegen die Natur. Deshalb haben kranke Menschen bestimmte Visionen, bei denen sie sich einbilden, Dinge als feststehend zu sehen, die es nicht sind, und Dinge als existierend zu betrachten, die nicht existieren, ähnlich wie bei denen, die an Gelbsucht leiden. In der Tat haben auch sie eine solche Sicht der Dinge aufgrund des Zustands der Gänge, die in ihre Augen gelangen: Alles erscheint ihnen gelblich-grün.

(81) διὰ τί οἱ μελαγχολικοί, ὀργίλοι καὶ δύσθυμοι;

ἐπειδὴ τὸ πάθος περί τε κοιλίαν ὑφίσταται καὶ τοῦ στομάχου τὸ πέρας, ὃ συνάπτει τῷ στόματι τῆς κοιλίας. ἐκεῖσε οὖν ὑγρῶν διεφθορότων, συναθροισμὸς ἀποτελεῖται, καὶ αἰτία γίνεται τῶν λεχθέντων·

πρόδηλον δὲ τοῦτο κἀκ τῶν ὑγιαινόντων μέν, ἀποχῇ δὲ τροφῆς χρησαμένων. δυσεντευξίαι γὰρ συμβαίνουσι. καὶ οἱ ὑδροφοβικοί, ἐπιβουλεύεσθαι δοκοῦντες, ἀτροφοῦσι σχεδόν.

(82) διὰ τί τῶν παραλυθέντων μερῶν τὰ μὲν ἐπεκτείνεται, τὰ δὲ συστέλλεται καὶ συνέλκεται;

ὅτι τὸ πάθος κατὰ μύσιν τῶν λόγῳ θεωρητῶν ἀραιωμάτων ἀποτελεῖται. ὅταν οὖν ἡ μύσις εἰς μῆκος συμπέσῃ, ἐπεκτείνεται τὸ παρεθὲν μέρος· συνέρχεται δέ, ἐπὰν ἐπικαρσίως οἱ πόροι μύσωσι.

(83) διὰ τί οἱ δυσπνοοῦντες ἦχον συριγματώδη ἠχοῦσιν;

ὅτι μύσις τίς ἐστι καὶ σύμπτωσις πόρων τῶν ἐν τῷ πνεύμονι τὸ πάθος. διὰ στενοῦ τοίνυν τόπου πνεύματος φερομένου, ἦχος τοιοῦτος ἀποτελεῖται. συναντῶσι δὲ καὶ βῆχες τούτοις, διὰ τὴν ἐκ τῆς παρατρίψεως θερμασίαν, πλειόνων συνδιδομένων ὄγκων εἰς τὰς τῶν βρόγχων κοιλότητας, κἀκείνων ὑπὸ τοῦ πνεύματος ἀνακοπτομένων.

(81) Weshalb gibt es Melancholiker, Wütende und Mutlose?

(Das ist so,) da das Leiden seinen Sitz im Bauch und im äußersten Teil des Magens hat, der an den Bauchmund angrenzt. Da sich nun dort die verdorbenen Flüssigkeiten ansammeln, kommt es zu einer Ansammlung und so entsteht die Ursache des Besagten.

Es ist dies auch ganz klar durch die Tatsache, dass Menschen gesund sind, sich aber der Nahrung enthalten können. Sie sind ja schwer zugänglich. Ähnlich verhält es sich mit den Wasserscheuen (s. o. 74), die glauben, dass ihnen Gefahren drohen, und die deshalb beinahe umkommen.

(82) Weshalb strecken sich von den gelähmten Gliedmaßen die einen, während die anderen schrumpfen und sich zusammenziehen?

(Das ist so,) weil das Leiden durch den Verschluss der nur durch den Verstand erfassbaren Engstellen hervorgerufen wird. Wenn nun der Verschluss in Längsrichtung erfolgt, dehnt sich das gelähmte Glied aus; es zieht sich hingegen zusammen, wenn er in Querrichtung erfolgt.

(83) Weshalb geben die Schweratmenden ein zischendes Geräusch von sich?

(Das ist so,) weil diese Erkrankung in einer gewissen Verstopfung und Verengung der Gänge (Poren) in der Lunge besteht. Wenn der Atem (Pneuma) durch einen engen Raum geht. wird ein solches Geräusch erzeugt. Der Betroffene hustet auch wegen der Hitze, die durch die Reibung entsteht, wegen der vielen Partikel, die sich in den Hohlräumen der Bronchien (*bronchoi*) ansammeln, und weil der Atem (Pneuma) sich anstößt.

(84) διὰ τί οἱ δυσπνοοῦντες, ὀρθωθέντες ἔλαττον δυσπνοοῦσιν ἤπερ κατακείμενοι;

ὅτι τοῦ βρόγχου συμπαθοῦντος κατὰ τὸ πνεῦμα συμβάλλει καὶ τὸν θώρακα συνδιεγείρειν αὐτῷ.

(85) διὰ τί ἐν τοῖς ῥήγμασιν ἐπὶ τῶν ἐκ πληγῆς ῥηγνυμένων, τὸ μὲν ὑπογάστριον οὐ ῥήγνυται ἐκτὸς ὄν, τὸ δὲ περιτόναιον ἔνδον ὄν, ῥήγνυται;

τούτου ἡ αἰτία αὐτὴ τῶν σωμάτων ἡ φύσις· τὸ μὲν ὑπογάστριον σαρκῶδές ἐστι, τὸ δὲ περιτόναιον τεταμένον· ἀντιπάσχον οὖν τῷ προσπίπτοντι, ῥήγνυται.

τὸ αὐτὸ συμβαίνει καὶ ἐπὶ τῶν ἄνευ τραυμάτων καταγμάτων.

(86) [τί διαφέρει ψάμμος ἄμμου;

ὅτι ἡ μὲν ἄμμος λέγεται ἡ πᾶσα γῆ· ψάμμος δὲ ἡ παρὰ τὸν αἰγιαλόν.]

(84) Weshalb atmen die Schweratmenden im Stehen weniger schwer als im Liegen?

(Das ist so,) weil auch die Luftröhre (*bronchos*), durch die der Atem (Pneuma) geht, betroffen ist, so dass man den Brustkorb gerade halten sollte.

(85) Weshalb bricht bei Brüchen, die durch einen Schlag verursacht werden, nicht der Unterleib, der außen ist, sondern das Bauchfell, das innen ist?

Die Ursache dafür liegt in der Natur der Körperteile selbst: Der Unterleib ist in der Tat fleischig, das Bauchfell hingegen angespannt; daher nun steht es dem Schlag im Weg und bricht.

Das Gleiche geschieht bei den Knochenbrüchen ohne Wunde.

86. [Was unterscheidet (beim Sand) *psammos* von *ammos*?

(Das ist so,) weil als *ammos* jede Art von Erde (Sand) bezeichnet wird, als *psammos* hingegen die an der Küste.][*]

* Dieses Kapitel ist offenbar ein späterer Zusatz.

ANHANG

Weiterführende Literatur

Cassius Iatrosophista

Neuere Editionen

Ideler, Julius Ludwig: Physici et medici Graeci minores, Bd. 1, Berlin 1841, 144–167 (noch ohne Kap. 38 und 86)
Garzya, Antonio / Masullo, Rita: I Problemi di Cassio Iatrosofista (Quaderni della Accademia Pontaniana 38), Napoli 2004 (maßgeblich)

Studien

Brodersen, Kai: Medizin und Geometrie. Warum heilen runde Wunden langsam?, in: Gymnasium 130 (2023) im Satz (zu 1)
Garzya, Antonio: La tradition manuscrite des Problemata de Cassius le Iatrosophiste, in: Antonio Garzya / Jacques Jouanna (Hgg.): Storia e ecdotica dei testi medici greci. Atti del II Convegno internazionale (Parigi, 24–26 maggio 1994), Napoli 1996, 181–189
– Ancora sulla tradizione manoscritta dei Problemi di Cassio Iatrosofista, in: Klaus-Dietrich Fischer / Diethard Nickel / Paul Potter (Hgg.): Text and Tradition: Studies in Ancient Medicine and its Transmission Presented to Jutta Kollesch (Studies in Ancient Medicine 18), Leiden 1998, 85–89
– Friedrich Sylburg éditeur des Problemata de Cassius Iatrosophiste, in: Véronique Boudon-Millot / Guy Cobolet (Hgg.): Lire les médecins grecs à la Renaissance aux origines de l'édition médicale. Actes du colloque international de Paris (19–20 septembre 2003), Paris 2004, 155–161
Jouanna, Jacques: Pourquoi les plaies circulaires guerissent-elles difficilement?, in: Danielle Gourevitch (Hg.): Maladie et maladies, histoire et conceptualisation. Mélanges en l'honneur de Mirko Grmek, Genève 1992, 95–108 (zu 1)
Manetti, Daniela: Medicina more geometrico demonstrata. Cassio Iatrosofista, Problemi 1, in: Lorenzo Perilli u. a. (Hgg.): Officina Hippo-

cratica. Beiträge zu Ehren von Anargyros Anastassiou und Dieter Irmer (Beiträge zur Altertumskunde 289), Berlin 2011, 161-171 (zu 1)
- I Problemi di Cassio Iatrosofista. Difficoltà di datazione e scoperte preziose, in: Medicina nei Secoli: Arte e Scienza N. S. 24.2 (2012) 423–440

Datenbank zur Textüberlieferung

Pinakes – Institut de recherche et d'histoire des textes (Paris): https://pinakes.irht.cnrs.fr

Andere genannte antike Autoren

Aristoteles
- Detel, Wolfgang: Aristoteles, Zweite Analytik (Philosophische Bibliothek 633), Hamburg 2011 (zweisprachige Ausgabe)

Ps.-Aristoteles
- Flashar, Hellmut: Aristoteles, Problemata Physica (Aristoteles Werke in deutscher Übersetzung 19), 2. Aufl. Berlin 1975
- Mayhew, Robert: Aristotle, Problems, 2 Bde. (Loeb Classical Library 316–317) Cambridge Mass. und London 2011

Ps.-Aristoteles / Ps.-Alexandros
- Ideler 1841 (wie oben), 3–80
- Bussemaker, Ulco C.: Aristoteles, Opera omnia, Bd. IV 1, Paris 1857
- Usener, Hermann: Alexandri Aphrodisiensis quae feruntur problematorum liber III et IIII, Programm Joachimsthalsches Gymnasium Berlin 1859
- Kapetanaki, Sophia / Sharples, Robert W.: Pseudo-Aristoteles (Pseudo-Alexander), Supplementa problematorum (Peripatoi 20), Berlin 2006

Asklepiades
- Rawson, Elizabeth: The Life and Death of Asclepiades of Bithynia, in: Classical Quarterly N. S. 32 (1982) 358–370
- Vallance, John T.: The Lost Theory of Asclepiades of Bithynia, Oxford 1990 (86–87 zu Cassius Iatrosophista 41, 104–105 zu 1)
- Ders., The Medical System of Asclepiades of Bithynia, in: Wolfgang Haase (Hg.): Philosophie, Wissenschaften, Technik, Teilbd. 1: Wissen-

schaften (Medizin und Biologie), Aufstieg und Niedergang der römischen Welt II 37.1, Berlin 1993, 693–727
- Polito, Roberto: On the Life of Asclepiades of Bithynia, in: Journal of Hellenic Studies 119 (1999) 48–66
- Tecusan, Manuela: The Fragments of the Methodists, I: Text and Translation (Studies in Ancient Medicine 24), Leiden 2003 (268–271 Frg. 97 = Cassius Iatrosophista 8)

Celsus
- Lederer, Thomas: Aulus Cornelius Celsus, De medicina (Edition Antike), 3 Bde. Darmstadt 2016 (zweisprachige Ausgabe)

Cassius, Leibarzt des Tiberius
- Deichgräber, Karl: Die griechische Empirikerschule, Berlin 1930, 210–212 (Testimonia 285–290)

Cassius Felix
- Brodersen, Kai: Cassius Felix, Medizinische Praxis / De medicina (Edition Antike), Darmstadt 2020 (zweisprachige Ausgabe)

Epicharmos
- Diels, Hermann / Kranz, Walter: Die Fragmente der Vorsokratiker, Bd. 1, 6. Aufl. Berlin 1951, 195–210
- Kassel, Rudolf / Austin, Colin: Poetae Comici Graeci, Bd. 1, Berlin 2001, 8–137

Herophilos von Chalkedon
- von Staden, Heinrich: Herophilus, The Art of Medicine in Early Alexandria, Cambridge 1989

Homer
- Ebener, Dietrich: Homer, Werke in zwei Bänden, 2. Aufl. Berlin und Weimar 1976 (Übersetzung)

Plinius Secundus maior, Gaius
- König, Roderich u. a.: Plinius d. Ä., Naturkunde (Sammlung Tusculum), 32 Bde. München u. a. 1973–2004 (zweisprachige Ausgabe)

Scribonius Largus
- Brodersen, Kai: Scribonius Largus, Der gute Arzt / Compositiones, Wiesbaden 2016 (zweisprachige Ausgabe)

Register der in den 86 Kapiteln behandelten Themen